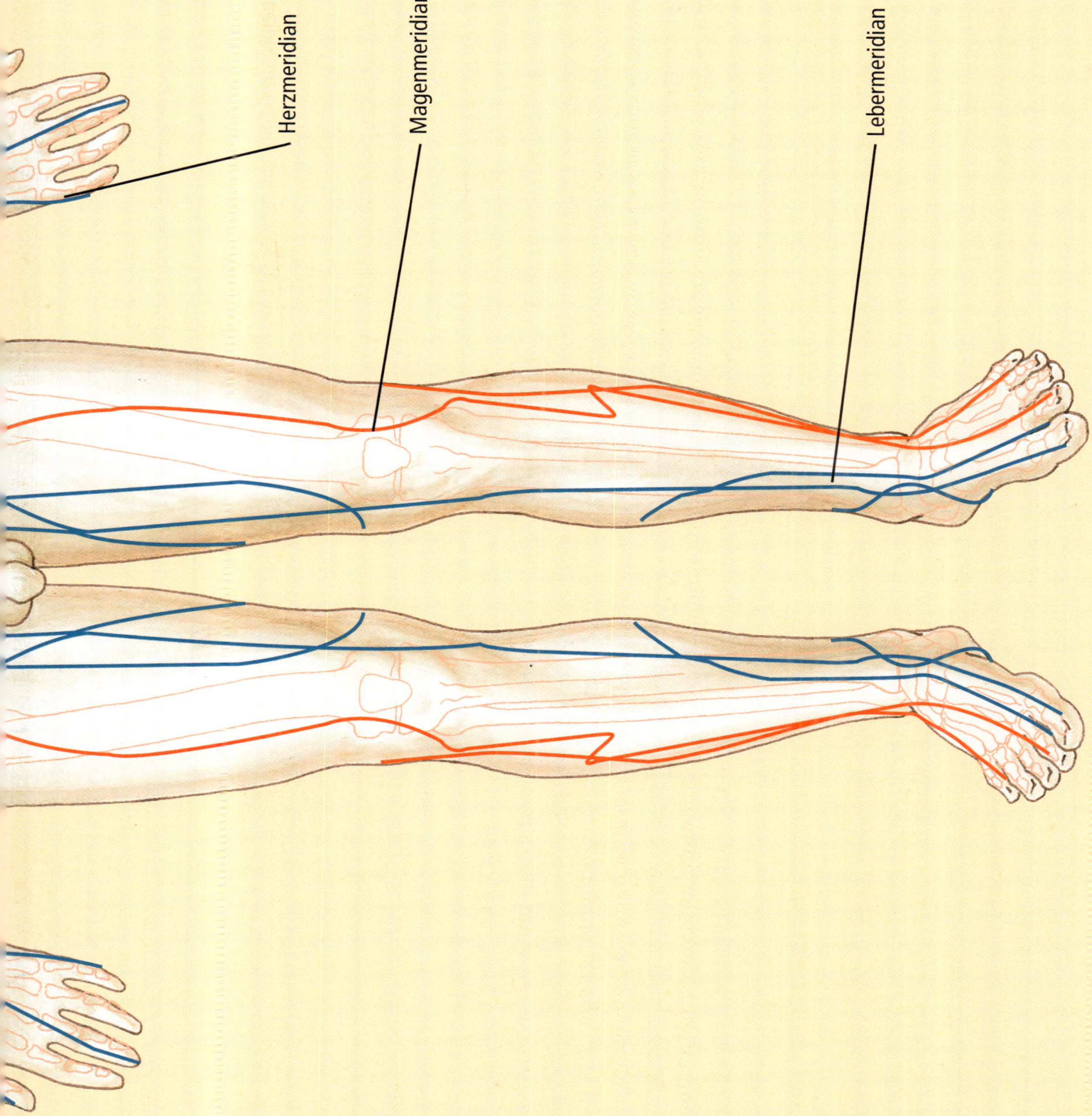

Meridiane im Überblick

Atlas des ganzheitlichen Heilens

- Meridiane, Akupunktur- und Akupressurpunkte
- Chakras, Fuß- und Handreflexpunkte
- Zahntabelle
- Wirbelsäulensegment-Diagnostik

Texte von Anna Elisabeth Röcker
Illustrationen von Roger Kausch und Bettina Kammerer

IRISIANA

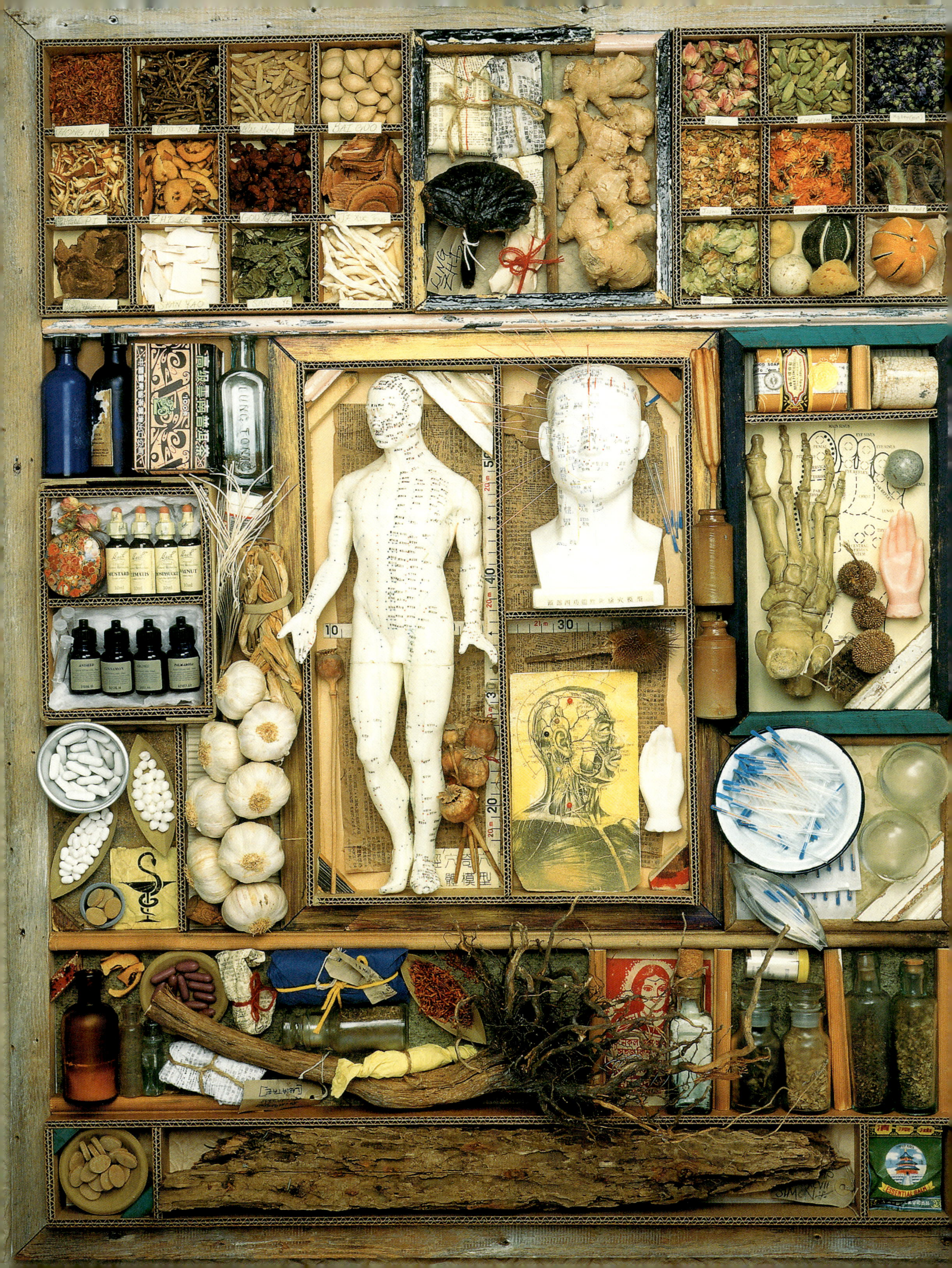

Inhalt

Vorwort 4
Die ganzheitliche Sichtweise 4
So hilft Ihnen dieses Buch 5

Chinesische Medizin 6
Schwerpunkte der chinesischen Heiltradition 6
Yin und Yang 6
Akupunktur 7
Akupunkturpunkte 7
Alarmpunkte 7
Zustimmungspunkte 7

Die Fünf-Elemente-Lehre 8
Die Zuordnung 8
Kontroll- und Überwältigungszyklus 8
Jahreszeitenzyklus in Bezug auf das Pflanzensystem 8
Die fünf Wandlungsphasen 8

Die Meridiane 10
Qi – die Essenz des Lebens 10
Was Sie selbst tun können 10
Funktionskreis Lunge/Dickdarm 12
Funktionskreis Magen/Milz/Pankreas 14
Funktionskreis Herz/Dünndarm 16
Funktionskreis Blase/Niere 18
Funktionskreis Gallenblase/Leber 20
Funktionskreis Kreislauf/Sexualität,
Dreifacher Erwärmer, Lenker- und Dienergefäß 22

Aktivierung der Meridian-Energie 24
Meridian-Übungen 24

Ohrakupunktur 26
Zur Behandlung 26
Bewährte Indikationen 26
Was Sie selbst tun können 26

Die energetische Beziehung der Zähne zum Gesamtorganismus 28
Chronische Organerkrankungen 28
Störherde im Mundbereich 28
Was Sie selbst tun können 28

Die Organuhr 30
Rhythmus ist Leben 30
Meridianenergie im Rhythmus 30
Was Sie selbst tun können 32
Energie der Fünf Elemente in der Ernährung 32
Die Kraft der Vorstellung nutzen 33

Akupressur 34
Wirkungsweise 34
Akupressurtechniken 34
Was Sie selbst tun können 34

Chakras – die sieben Kraftzentren 38
Die Aufgaben der Chakras 38
Chakras und Drüsen 38
Blockaden erkennen 38
Wie Sie den Energiefluss unterstützen können 38
Visualisierung 40
Farben, Töne und Tiere 40
Die Chakras und ihre Bedeutung 40
Chakra und Tattwa-Symbole 45

Fußreflexzonenmassage 46
Eine Umstellungs- und Ordnungstherapie 46
Zur Behandlung 46
Vorbeugung und Therapie zugleich 46
Kontraindikationen 48
Was Sie selbst tun können 48
Erste Hilfe bei Stress 48

Handreflexzonenmassage 50
Überall durchführbar 50
Was Sie selbst tun können 50
Die Vorbereitung 50
Für die Wirbelsäule 50
Für die Lymphe 50
Für die Verdauungsorgane 50

Die Wirbelsäulensegmente 52
Die Wirbelsäule 52
Die Bandscheiben 52
Schäden an der Wirbelsäule und ihre Folgen 52
Was Sie selbst tun können 52
Die Wirbelsäulensegmente in Bezug auf Störungen 54
Dermatome und ihre Bedeutung 54

Register 56
Impressum 56

Vorwort

»Wenn durch Einwirkungen der verschiedensten Therapien der gestörte Organismus des Patienten umgestimmt wird, hat der Kranke das Gefühl, dass ihn die Lebenskraft wieder harmonisch durchfließt.«
So sprach der berühmte homöopathische Arzt James Taylor Kent (1849–1916).

Das menschliche Leben ist mehr als ein aus Einzelteilen zusammengesetztes Ganzes. Das klingt einleuchtend, dennoch wird diese Erkenntnis häufig übersehen. Betrachten wir die einzelnen Teile einer Uhr, dann wissen wir genau, dass diese nicht allein das Wesen der Uhr ausmachen. Auch der menschliche Körper ist nicht die Summe seiner Einzelteile. Er ist eine Einheit, die über physikalische und chemische Gesetzmäßigkeiten hinausgeht. Es muss also eine Kraft geben, die diese Teile, die beim Tod auseinanderfallen, zu Lebzeiten des Menschen zusammenhält.

Was also macht den Menschen aus? Was hält ihn zusammen, was verbindet die einzelnen Bereiche miteinander? Wie werden die bis ins kleinste Detail aufeinander abgestimmten Lebensvorgänge gesteuert?

Zu allen Zeiten hat sich der Mensch diese Frage gestellt. Doch heute, in einer Zeit, in der wir oft an die Grenzen der naturwissenschaftlichen Medizin stoßen, ist dieses Thema aktueller denn je. Jedes medizinische System scheint eine andere Antwort zu haben, bei der es doch immer nur um ein und dasselbe geht: die Lebensenergie. Sie ist es, die alle Teile zusammenhält. Sie wirkt im Kosmos genauso wie im menschlichen Körper. Auf die Frage, woher sie kommt, gibt es nur religiös-philosophische Antworten. Uns interessiert, wie diese Lebensenergie auf den Körper wirkt und wie sie beeinflusst werden kann.

Alles hängt ab von der Lebensenergie. Die Wirkungsweise der Lebenskraft können wir nicht nur anhand unseres eigenen Lebens, sondern auch in der Natur erkennen, wo sie die Pflanzen wachsen und blühen, reifen und vergehen lässt. Im Körper sorgt sie für einen beständigen Auf- und Abbau im Stoffwechsel und erhält so den menschlichen Organismus. Sie fließt unentwegt durch den Körper und hält ihn in einem gesunden Gleichgewicht, ob bei Kälte oder Wärme, bei Feuchtigkeit oder Trockenheit – also unter den unterschiedlichsten Bedingungen. Sie versucht Defizite auszugleichen und den menschlichen Organismus in der Balance zu halten.

Theophrastus Bombastus von Hohenheim, genannt Paracelsus, der große Arzt an der Schwelle zur Neuzeit (1493–1541), nennt diese Kraft den Archäus: »Er ist gleich dem Menschen (nämlich gleich einem Baumeister oder Architekten) und ist die Kraft in den vier Elementen und macht aus dem Samen einen Baum und richtet ihn auf.«

Erst wenn die »Lebenskraft verstimmt« ist, wie es Samuel Hahnemann, der Begründer der Homöopathie, ausdrückte, kommt es zur Krankheit. Seelische und körperliche Krankheiten als Ausdruck einer verstimmten, blockierten Lebensenergie – dieser Aspekt wird in der rein naturwissenschaftlich orientierten Medizin meist ganz vernachlässigt. Man beschränkt sich darauf, durch bestimmte chemische Einzelsubstanzen Defizite auszugleichen oder Überreizungen zu dämpfen. Aus Sicht einer ganzheitlich orientierten Medizin kann eine nachhaltige Heilung aber nur dann erreicht werden, wenn die Zusammenhänge gesehen werden, wenn die ursächliche Störung der blockierten Lebensenergie erkannt und aufgelöst wird.

So verwundert es nicht, wenn sich immer mehr Menschen traditionellen Heilweisen der verschiedensten Kulturen zuwenden, bei denen nicht nur von der Einheit Körper/Seele/Geist ausgegangen wird, sondern auch die Einbindung des Menschen in die kosmische Ordnung Beachtung findet.

Die ganzheitliche Sichtweise

Eine der ältesten uns bekannten und bewährten Heilweisen ist die Traditionelle Chinesische Medizin (TCM), die sich zunehmender Beliebtheit erfreut und erstaunliche Heilerfolge aufweisen kann. Die Lebensenergie wird hier als Qi bezeichnet: »Der Mensch bedarf des Qi, um zu leben.«

Die indische Ayurveda-Medizin ist ebenfalls ein ganzheitliches System, in dem viele Gebiete der Heilkunde, von der Pflanzenheilkunde über die Chirurgie bis zur Psychologie, integriert sind. Die Lebenskraft wird hier als Prana bezeichnet. Prana wirkt – ähnlich wie Qi – im Universum genauso wie im menschlichen Körper, wo es alle Funktionen regelt.

Beschäftigen wir uns mit den abendländischen Quellen, so finden wir auch hier ähnliche Vorstellungen: Der Mensch ist eingebunden in den Kosmos, er ist eine Einheit aus Körper, Seele und Geist, und er wird von einer Lebenskraft belebt. Am ehesten finden wir in der Bezeichnung »Odem« diese belebende Energie wieder. Es sei nur auf die griechischen Heilungsmythen hingewiesen – oder auf die uralte Weisheitslehre der Alchimie, die von Paracelsus besonders in ihrer Bedeutung für die Heilkunde hervorgehoben wurde.

Im Rahmen dieses ganzheitlichen Heilungsansatzes geht es neben dem Einsatz von Substanzen aus der Natur (Pflanzen, Metalle, Steine) vor allem um die energetischen Prozesse.

Das Ziel ist, die Lebenskraft wieder zum Fließen zu bringen und so die energetische Situation des Menschen zu verbessern.

Alle Vorgänge im menschlichen Organismus benötigen Energie, um geschwächte Lebenskraft zu stärken, gestaute Lebenskraft wieder zum Fließen zu bringen und fast verloren gegangene Lebenskraft neu zu erwecken. Diese Energie aktiviert die Selbstheilungskräfte des Menschen und ermöglicht dem Organismus die Auseinandersetzung mit der Krankheit.

Interessante Erkenntnisse finden wir hierzu in den wissenschaftlichen Ausarbeitungen der Psychoneuroimmunologie. Dieser relativ junge Wissenschaftszweig der Medizin beschäftigt sich vor allem damit, was den Menschen schwächt und damit anfällig macht für Krankheit. Eine wichtige Erkenntnis war die enge Verbindung zwischen Immun-, Nerven-, Hormonsystem und Psyche. Erlahmt durch Schocksituationen – ausgelöst beispielsweise durch den plötzlichen Tod eines Angehörigen – die psychische Energie, entsteht auch im Körper Energielosigkeit. Die körperlichen Funktionen stagnieren, das Immunsystem erlahmt und kann seine Aufgabe nicht mehr erfüllen, es kommt zur Krankheit. Es gibt viele Vorstellungen, wie man diese blockierte Energie wieder zum Fließen bringen kann. Die Ansätze reichen von Seelenbehandlungen wie der Bachblütentherapie bis zu den Körperübungen des Qigong, Tai Chi oder Yoga.

So hilft Ihnen dieses Buch

Das Anliegen dieses Atlas ist es, Ihnen einen Überblick zu geben über östliche und westliche Systeme, die sich mit dem Thema »Energiefluss im Körper und seine therapeutische Beeinflussung« beschäftigen. Sie finden hier ausführliche Übersichten aus der chinesischen Medizintradition:

- Die Meridiane – ihr Verlauf, ihre Bedeutung und harmonisierende Übungen
- Die Auswirkungen der Fünf Elemente auf die Natur und den Menschen sowie eine Yin-und-Yang-Tabelle
- Wichtige Akupunktur- und Akupressurpunkte
- Die Organuhr mit entsprechender Anregungs- und Beruhigungszeit für jedes Organ
- Eine Zahntabelle, die die Beziehung der Zähne zum Gesamtorganismus und zu den Meridianen zeigt
- Das Kapitel ab Seite 38 befasst sich mit den Chakras. Die Vorstellung dieser Energiezentren haben wir aus der indischen Yogalehre übernommen, die eng mit der Ayurveda-Medizin verbunden ist. Auch hier geht es um den Energiefluss im Körper, der sich in den Chakras konzentriert und von dort aus zu den einzelnen Drüsen und Organen geleitet wird.

Sie finden außerdem eine Zuordnung der Chakras zu den einzelnen Körperbereichen und Hinweise darauf, auf welche Art und Weise sich Energieblockaden äußern können. Anhand von Tabellen sehen Sie, mit welchen Farben und Tönen Sie den Energiefluss harmonisieren können.

- Darstellungen der Fuß- und Handreflexzonen zeigen Ihnen, was Sie selbst tun können, um auf reflektorischem Weg Ihren Körper und Ihr allgemeines Wohlbefinden positiv zu beeinflussen. Auch die Behandlung über Reflexzonen hat eine lange Tradition in der Erfahrungsheilkunde.
- Eine Übersicht über die Beziehungen der einzelnen Wirbelsäulensegmente veranschaulicht den Bezug zu körperlichen Störungen. Sie zeigt Ihnen, welche körperlichen Probleme mit welchem Teil der Wirbelsäule und damit des Nervensystems in Verbindung stehen können. Außerdem finden Sie einen Hinweis auf die entsprechenden Dermatome (Hautareale), die von den jeweiligen Spinalnerven versorgt werden.

Dieser Atlas ist gedacht für Menschen, die sich einen Überblick über die einzelnen Systeme verschaffen möchten, und für diejenigen, die sich verantwortungsbewusst mit ihrer Gesundheit und ihrem Wohlbefinden beschäftigen wollen. Das Buch soll helfen, mehr über mögliche Hintergründe von Krankheiten zu erfahren und Anregungen für entsprechende Behandlungsmöglichkeiten geben. Eine »Selbstdiagnose« ist hier im engeren Wortsinn gemeint – »gnosis« heißt, die Urweisheit erkennen.

Dieses Buch ist nicht zur Selbstbehandlung gedacht, die im Krankheitsfall therapeutische Hilfe ersetzen soll. Unsere Empfehlungen möchten aufzeigen, was Sie ganz allgemein tun können, um den Fluss der Lebenskraft anzuregen bzw. zu harmonisieren.

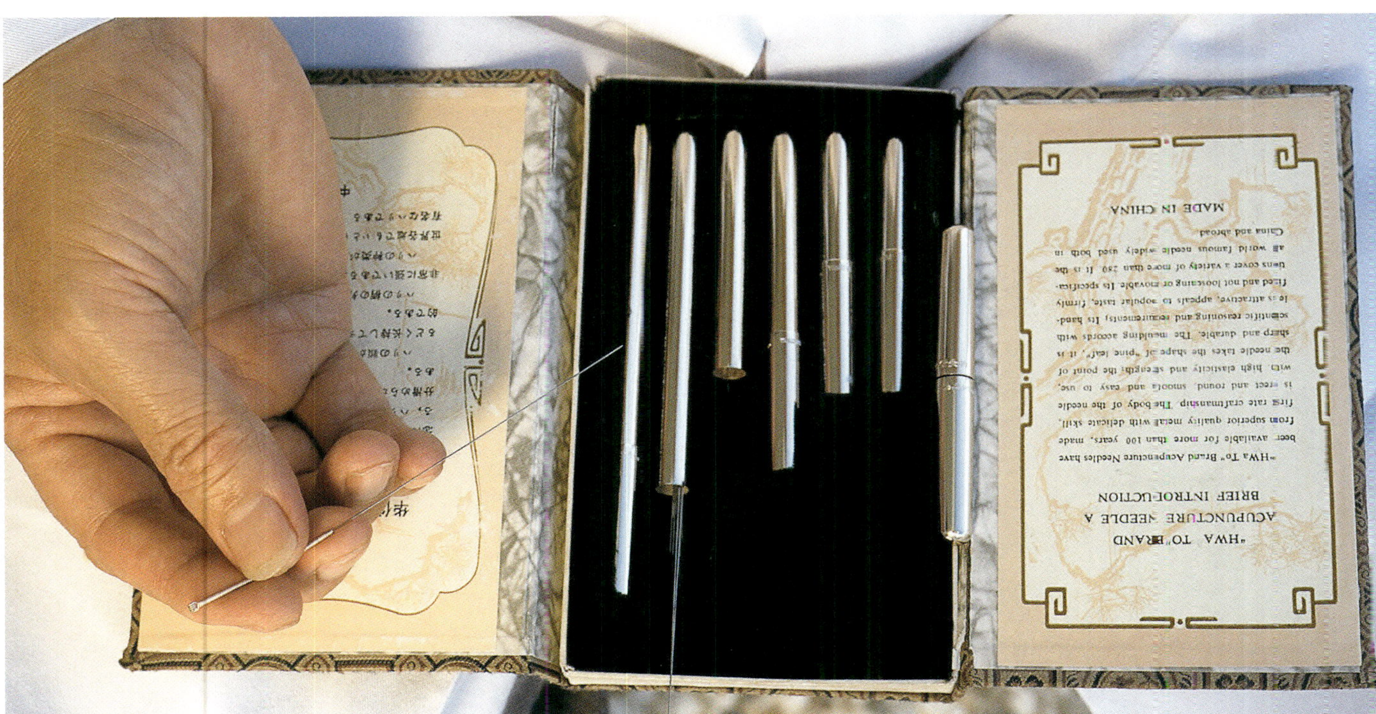

Chinesische Medizin

Die Traditionelle Chinesische Medizin blickt auf eine Jahrtausende alte Tradition zurück. Kein anderes medizinisches System hat sich über einen so langen Zeitraum erhalten und bewährt. In diesem Rahmen kann das umfangreiche Wissen nur in Grundzügen dargestellt werden. Der Mensch wird in enger Verbindung mit dem Kosmos gesehen. Behandlung geschieht auf ganzheitlicher Basis, d. h., unter Einbeziehung von Körper und Seele, im Zusammenhang mit Himmelskörpern, Elementen, Jahreszeiten und deren Wandlungsphasen, mit allen Pflanzen, Tieren und Mineralien.

Schwerpunkte der chinesischen Heiltradition

- **Körper, Seele und Geist sind miteinander verbunden und bilden eine Einheit.**
- **Für die Gesundheit ist ein ausgeglichener Energiefluss im Körper verantwortlich. Wird dieser gestört oder blockiert, entsteht Krankheit.**
- **Energie soll immer ausgewogen zwischen zwei Polen vorhanden sein. Ist zu viel oder zu wenig Lebensenergie (Qi) vorhanden, wird der entsprechende Körperteil krank. Das wirkt sich über die Leitbahnen (Meridiane) auf den ganzen Körper aus.**
- **Der frühe Entwicklungszeitraum (prä- und perinatale Phase) hat eine Bedeutung für die Gesundheit des Menschen.**

Dieser Atlas befasst sich überwiegend mit Akupunktur und Akupressur, als Kernelemente der TCM. Auf die ebenfalls wichtige Säule der Therapie mit Heilpflanzen bzw. chinesischen Tees sowie auf die entsprechende Massage kann aus Platzgründen nicht näher eingegangen werden.

Yin und Yang

»Wenn man dem natürlichen Lauf von Yin und Yang folgt, dann kann man leben, wenn man ihm zuwiderhandelt, muss man sterben.« So heißt es in einem Text aus der Han-Dynastie.

Das erste Gesetz, auf dem die Chinesische Medizin basiert, ist das Prinzip von Yin und Yang. Alles Leben, das ganze Universum, hat sich aus einer Einheit entwickelt, die Tao genannt wird. Diese unteilbare Einheit ist in allem enthalten. Aus dem Tao entspringen zwei entgegengesetzte Kräfte, Yin und Yang, die in ihrer Gegensätzlichkeit das Leben bestimmen.

Diese beiden Kräfte

- **sind voneinander abhängig,**
- **sind in ständiger Wandlung begriffen**
- **haben den gegenteiligen Pol bereits in sich,**
- **folgen aufeinander in rhythmischer Gesetzmäßigkeit.**

Handeln wir entgegen diesem natürlichen Lauf, so entsteht Krankheit auf allen Ebenen, denn die Kräfte von Yin und Yang bestimmen unseren Körper genauso wie unser Gemüt.

Wie Sie an dem auf Seite 7 abgebildeten Zeichen sehen können, ist im Yin das Yang und im Yang das Yin bereits enthalten. Die Wellenline zwischen beiden symbolisiert das Fließen der Kräfte.

Aus der rhythmischen Aufeinanderfolge dieser beiden Prinzipien entsteht Bewegung und Energie. Nicht nur der Wechsel von Tag (Yang) und Nacht (Yin), sondern auch zahllose Rhythmen im menschlichen Körper bauen auf diese Polarität auf. Die beiden Rhythmen, die wir am besten kennen, sind der Herzrhythmus mit seiner Anspannungs- und Entspannungsphase und der Atemrhythmus mit dem Ein- und Ausatmen. Im menschlichen Organismus entspricht Yin dem Blut, den Säften und der

Übersicht über die allgemeinen Entsprechungen von Yin und Yang

	YIN	YANG
	Erde	Himmel
	Mond	Sonne
Temperament	Passiv	Aktiv
	Nachfolgen	Führen
	Schlafen	Wachen
Tageszeit	Nacht	Tag
Jahreszeit	Herbst und Winter	Frühjahr und Sommer
Magnetischer Pol	Negativ	Positiv
Temperatur	Kalt	Warm
Form	Zusammenziehend	Ausdehnend
Geschwindigkeit	Langsam	Schnell
Feuchtigkeit	Feucht	Trocken
Körperregion	Füße	Kopf
	Untere Extremitäten	Obere Extremitäten
Organe	Speicherorgane (Zang-Organe)	Hohlorgane (Fu-Organe)
	Nieren, Milz/Pankreas, Lunge, Herz, Leber	Dickdarm, Gallenblase, Blase, Dreifacher Erwärmer, Magen, Dünndarm
Höhe	Niedrig	Hoch
Entfernung	Nah	Weit
Seite	Links	Rechts
Licht	Dunkel	Hell
Geschlecht	Weiblich	Männlich

Substanz des Körpers, also allem Sichtbaren. Yang entspricht im Körper der Qi-Energie, der Wärme, dem Potenzial, das alle Funktionen aufrechterhält. Jedes Ding hat einen Yin- und einen Yang-Aspekt. Diese beiden Pole stehen für alles Gegensätzliche wie z. B. Ruhe und Bewegung, schwach und stark, hell und dunkel, groß und klein.

Akupunktur

Bei der Akupunktur (lat.: acus = Nadel; punctio = Stechen) handelt es sich um das Setzen von Nadeln an bestimmten Körperpunkten, die in der Regel auf den Meridianen liegen. Dadurch kann auf das gesamte energetische System des Menschen, also auf Körper, Geist und Seele, eingewirkt werden. Diese heilenden Impulse können tonisierend (stärkend) oder sedierend (beruhigend) sein, entsprechend dem Zustand des Patienten und je nach Beschwerdebild.
Für die Praxis der Akupunktur ist aber nicht nur eine genaue Kenntnis des Verlaufes der Meridiane und der Lokalisation der Akupunkturpunkte notwendig. Genauso wichtig ist ein präzises anatomisches Wissen über die übrigen Leitbahnen im Körper, denn sonst könnten leicht Gefäße und periphere Nervenleitbahnen verletzt werden.
Eine Akupunkturbehandlung besteht in der Regel aus dem Stechen verschiedenster Punktkombinationen. Die klassische chinesische Behandlung setzt dafür eine differenzierte chinesische Diagnosemethode voraus, die sich stützt auf

- Konstitutionelle Faktoren (Yin-Yang-Typ, Zustand des Qi, Abwehrenergie etc.)
- Chinesische Anamnese
- Puls- und Zungendiagnostik.

Akupunkturpunkte

Shu xue heißen die Reizpunkte, die bis auf wenige Ausnahmen auf den Leitbahnen liegen. Übersetzt bedeutet dies so viel wie: weiterleiten, transportieren. Es gibt insgesamt 361 klassische Akupunkturpunkte, die über die ganze Körperoberfläche verteilt sind. Man kann sie als die »Tore der Energie« bezeichnen, über die man den Qi-Fluss in besonderer Weise beeinflussen kann. In der westlichen Akupunktur werden die Punkte mit Zahlen versehen (z. B. Gallenblase: 1), in der Chinesischen Medizin hat jeder Punkt einen ganz speziellen Namen. Es gibt mehrere Methoden, diese Punkte ausfindig zu machen. Eine dieser Methoden ist, die Akupunkturpunkte aufgrund anatomischer Gegebenheiten zu lokalisieren. Um Abstände am Körper abzumessen, verwendet die Chinesische Medizin das Cun. Das ist ein relatives Körpermaß, mit dem die Entfernung der Akupunkturpunkte von Beugefalten oder Gelenkspalten gemessen wird. Die Akupunkturpunkte haben außerdem meistens eine erhöhte Sensibilität oder sind druckempfindlich, was das Ertasten erleichtert.

Auf den abgebildeten Meridian-Übersichten ab Seite 11 – alle Yang-Meridiane sind rot dargestellt, die Yin-Meridiane blau – haben wir die wichtigen Punkte gesondert gekennzeichnet. Sie werden sehr häufig gestochen und sind auch diagnostisch von besonderer Wichtigkeit:

- Anfangspunkt des Meridians
- Endpunkt des Meridians
- Quellpunkt (Yuan-Punkt) – in ihm ist die Urkraft der Leitbahn konzentriert; über ihn kann diese Urenergie aktiviert werden
- Passagepunkt (Luo-Punkt) – Verbindungspunkt von zwei gekoppelten Leitbahnen, die wir als Yin-und-Yang-Paar kennen. Über diesen Punkt kann ein Energieausgleich zwischen den beiden geschaffen werden.

Spezielle Tonisierungs- und Sedierungspunkte wurden nicht dargestellt, da jeder Punkt durch entsprechende Nadeltechnik sediert oder tonisiert werden kann.

Alarmpunkte (Mo-Punkte)

Die Alarmpunkte liegen größtenteils auf der Körpervorderseite und haben Yin-Charakter. Jeder der zwölf Organmeridiane besitzt einen Alarmpunkt, der sich in der Regel nicht auf dem entsprechenden, sondern auf einem anderen Meridian, jedoch in der Nähe des jeweiligen Organmeridians befindet. Bei einer akuten funktionellen Störung oder Erkrankung eines inneren Organs ist der Alarmpunkt schmerzhaft und druckempfindlich und damit ein wichtiger Diagnosepunkt.

Zustimmungspunkte (Shu-Punkte)

Die Zustimmungspunkte liegen auf dem Blasenmeridian rechts und links der Wirbelsäule und haben Yang-Charakter. Sie stehen mit einem Organ oder einer Funktionsgruppe in Verbindung und heißen dann z. B. Zustimmungspunkt der Leber, Zustimmungspunkt der Lunge. Sie zeigen ebenso wie die Alarmpunkte Störungen im betreffenden Organ selbst oder innerhalb seines Energiestroms an.
Die Lokalisation auf dem Blasenmeridian kann man wohl damit erklären, dass jede Krankheit mit einer Überladung des Organismus mit Giftstoffen einhergeht. Diese Giftstoffe werden über die Blase ausgeschieden und belasten den Blasenmeridian, der dann druckempfindlich ist.
Besonders wichtig sind diese Punkte bei chronischen Erkrankungen, die über die Shu-Punkte schneller und tiefer greifend zu behandeln sind.

Die Akupunktur ist in den letzten Jahrzehnten auch im Westen wissenschaftlich erforscht und in ihrer Wirksamkeit bestätigt worden. Vor allem die Schmerzhemmung, die u. a. auf vermehrte Ausschüttung von körpereigenen schmerzhemmenden Endorphinen zurückzuführen ist, wurde in groß angelegten Versuchen bestätigt.
Heilerfolge zeigt die Akupunktur beispielsweise

- bei Apoplexie (Schlaganfall)
- bei Schmerzsyndromen des Bewegungsapparats wie bei Halswirbel- oder Lendenwirbelsäulen-Syndromen
- im Bereich des Nervensystems wie bei Migräne oder Trigeminusneuralgien
- bei allergischen Erkrankungen wie Heuschnupfen oder asthmatoider Bronchitis
- bei gynäkologischen Erkrankungen wie ausbleibender Menstruation oder bei Wechseljahresbeschwerden.

Die Fünf-Elemente-Lehre

Das Meridian-System beruht – so chinesische Schriften – auf der geschichtlich älteren Fünf-Elemente-Lehre, die von den Elementen Holz, Feuer, Erde, Metall und Wasser ausgeht. **Die Zahl Fünf gilt in der chinesischen Gedankenwelt als Zahl des Lebens. Sie setzt sich aus der Zahl Zwei, der Zahl der Erde (Yin), und der Zahl Drei, der Zahl des Himmels (Yang), zusammen.** An keiner anderen Stelle in der chinesischen Philosophie ist die Beziehung zwischen dem Makrokosmos und dem Mikrokosmos so genau erkennbar wie in der Fünf-Elemente-Lehre. Die Elemente symbolisieren vitale Prozesse, wie sie in der Natur, aber auch im Menschen ablaufen. Sie befinden sich in einem ständigen Wandel, der sich in vielen Entsprechungen widerspiegelt, z. B. in der Jahreszeitenfolge, im Pflanzenwachstum, aber auch im Verhältnis der Meridiane und Organe zueinander sowie ihren entsprechenden Stimmungen. Wenn man die Lehre von den Fünf Elementen und ihren Wandlungsphasen versteht, erkennt man die Gesetzmäßigkeiten in der Medizin und in der Psychologie, das Verhältnis der Menschen in ihren Partnerschaften und sogar ihr Verhältnis zum Göttlichen.

Die Zuordnung

Element Holz → Frühling
Element Feuer → Sommer
Element Erde → Spätsommer
Element Metall → Herbst
Element Wasser → Winter

Kontroll- und Überwältigungszyklus

Der immerwährende Wandel dieser Elementeenergie führt zu einem ständigen Sich-gegenseitig-Durchdringen, -Hervorbringen, -Nähren und -Kontrollieren oder auch -Überwältigen.
Ein Element bringt das andere hervor (siehe Pflanzenzyklus), nährt und unterstützt es. Das Wichtigste ist, dass die Energie im Gleichgewicht bleibt, bzw. immer wieder ins Gleichgewicht kommt. Geht die Balance verloren, kann ein Element die Oberhand gewinnen und ein anderes überwältigen. Dieses Prinzip ist auf die Tätigkeit der Organe genauso übertragbar wie auch auf Gefühle, die ebenfalls den jeweiligen Elementen zugeordnet werden.
Wir sprechen also von einem Kontrollzyklus, d. h., die einzelnen Elemente kontrollieren sich gegenseitig, um sich im Gleichgewicht zu halten.
Von einem Überwältigungszyklus sprechen wir dann, wenn ein Element die Oberhand gewinnt und das Element, von dem es eigentlich kontrolliert werden soll, überwältigt.

Jahreszeitenzyklus in Bezug auf das Pflanzensystem

Keimstadium – Frühling
Geballte potenzielle Energie;
Sprossung durch Teilung in zwei Pole: in Wurzel und Keim;
Element Holz
Wachstumsstadium – Sommer
Die Planze wächst und kommt zur Blüte;
Element Feuer
Reifestadium – Spätsommer
Die Pflanze setzt Früchte an;
Element Erde
Erntestadium – Herbst
Die Früchte werden abgegeben;
Element Metall
Rückzugs-/Einlagerungsstadium – Winter
Die Pflanze fängt an zu welken, zieht sich zurück;
Element Wasser

Die fünf Wandlungsphasen

Dieser Pflanzenzyklus spiegelt auch die entsprechenden zyklischen Stadien im Menschen wider. Jede Lebensphase des Menschen wird von einem der Fünf Elemente und seinen energetischen Eigentümlichkeiten geprägt.

Das Kind – Element Holz
Im energetischen Sinne ist ein Kind unreif, gehört zum Holzelement und zum Frühling.
Der Heranwachsende – Element Feuer
Ein Jugendlicher befindet sich im Feuerelement, im Sommer. Es geht um die Entwicklung und die Reifung der eigenen Identität.
Der Erwachsene – Element Erde
Der Erwachsene ist im Erdelement, im Spätsommer. Ideen werden umgesetzt und Grundlagen für das Leben geschaffen.
Der reife Erwachsene – Element Metall
Der reife Erwachsene ist im Metallelement, im Herbst. Eigene Bedürfnisse treten zurück. Die Bereitschaft für soziale Tätigkeit, aber auch die Durchsetzungskraft steigen.
Der alte Mensch – Element Wasser
Der alte Mensch ist im Wasserelement, im Winter. Dabei geht es um Qualitäten wie Weisheit, Bescheidenheit und Furchtlosigkeit.

Kontrollzyklus	Überwältigungszyklus
Holz kontrolliert Erde	Erde überwältigt Holz
Erde kontrolliert Wasser	Wasser überwältigt Erde
Wasser kontrolliert Feuer	Feuer überwältigt Wasser
Feuer kontrolliert Metall	Metall überwältigt Feuer
Metall kontrolliert Holz	Holz überwältigt Metall

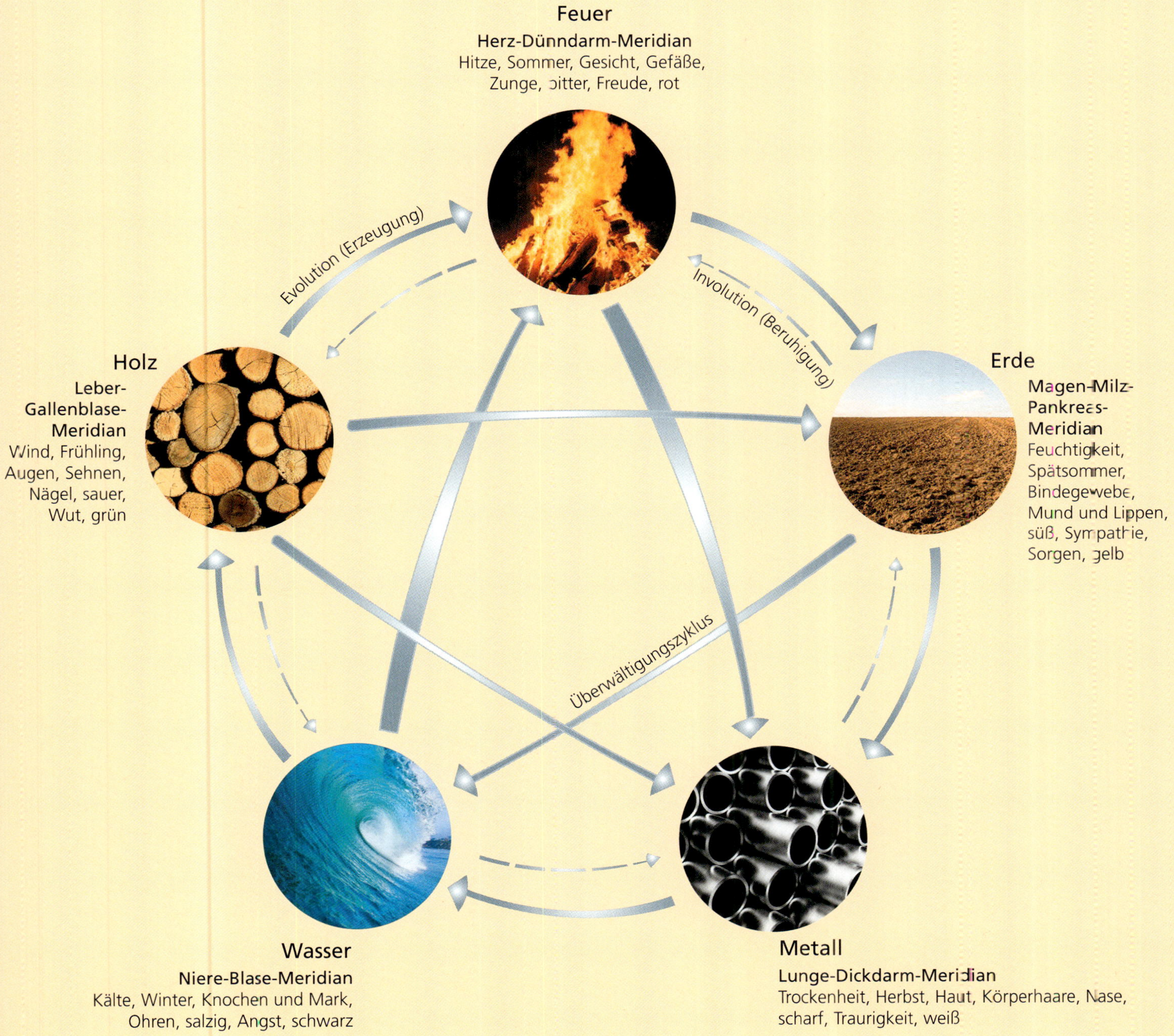
Feuer
Herz-Dünndarm-Meridian
Hitze, Sommer, Gesicht, Gefäße, Zunge, bitter, Freude, rot
Evolution (Erzeugung)
Involution (Beruhigung)
Holz
Leber-Gallenblase-Meridian
Wind, Frühling, Augen, Sehnen, Nägel, sauer, Wut, grün
Erde
Magen-Milz-Pankreas-Meridian
Feuchtigkeit, Spätsommer, Bindegewebe, Mund und Lippen, süß, Sympathie, Sorgen, gelb
Überwältigungszyklus
Wasser
Niere-Blase-Meridian
Kälte, Winter, Knochen und Mark, Ohren, salzig, Angst, schwarz
Metall
Lunge-Dickdarm-Meridian
Trockenheit, Herbst, Haut, Körperhaare, Nase, scharf, Traurigkeit, weiß

Die Meridiane

»Alles im Menschen wird durch Leitbahnen zur Ganzheit verknüpft. Sie entscheiden über Leben und Tod. Sie halten Yin und Yang im Gleichgewicht.«

Den Begriff »Meridian« (Längenlinie) haben europäische Schiffsärzte für das chinesische Jing Luo geprägt. Er bedeutet so viel wie fortgeleitete Pulsation, also eine Art pulsierendes Gefäßsystem, am ehesten mit dem Wort »Leitbahn« zu übersetzen. Diese unsichtbaren Leitbahnen durchziehen neben den sichtbaren Leitbahnen – Venen, Arterien, Lymph- und Nervenbahnen – den ganzen Körper. Ihr Strömungsgebiet liegt flach unter der Haut im Unterhautzellgewebe, wo sie eine Einheit mit den inneren Organen und der Körperoberfläche bilden. Man stelle sich vor, dass der Energiestrom, wie das Blut in den Gefäßen, auf- und abwärts durch den Körper fließt. Über die Meridiane stehen die Organe mit der Körperoberfläche in Verbindung. So können Krankheiten im Körper an der Oberfläche erkannt und dort behandelt werden. Durch Akupunktur oder Akupressur (oder auch Reflexzonentherapie) besteht die Möglichkeit, durch eine Beeinflussung der Oberfläche in die Tiefe hineinzuwirken.

Das Wissen um die genaue Lokalisation der Meridiane basiert auf dem alten Wissen der chinesischen Ärzte. Neben einer genauen Kenntnis dieser Leitbahnen sind vor allem Erfahrung, Intuition und Feinfühligkeit des Behandelnden notwendig, da über die exakte Lokalisation einiger Punkte bzw. über den exakten Verlauf der Meridiane nicht immer Einigkeit herrscht. Es gibt inzwischen verschiedene Mess- und Anwendungsmethoden, wie z. B. die Elektroakupunktur nach Dr. Voll, die Meridiane und Akupunkturpunkte u. a. nach Hautwiderstand lokalisieren.

Es gibt zwölf Hauptleitbahnen, die spiegelbildlich in Längslinien auf dem Körper verlaufen. Alle Meridiane sind über ihre Anfangs- und Endpunkte miteinander verbunden. Die Hauptleitbahnen verlaufen unter der Hautoberfläche, wo sie für die Akupunktur zugänglich sind. Darüber hinaus hat jeder Meridian auch einen inneren Verlauf, auf den wir aber hier in diesem Atlas nicht weiter eingehen. Außerdem gibt es ein weiteres Netz von Leitbahnzweigen, Netzleitbahnen und Muskelleitbahnen. Darüber hinaus gibt es acht außerordentliche Leitbahnen, deren Kenntnis in China lange als Geheimlehre galt. Von diesen haben nur das Lenkergefäß (Dumai) und das Konzeptionsgefäß (Renmai) eigene Punkte. Sie liegen auf der Mittellinie des Körpers. Die anderen haben Schlüsselpunkte auf den zwölf Hauptleitbahnen und sind über diese zu aktivieren. Die zwölf Organmeridiane werden paarweise aufgeteilt, in je einen Yin- und einen Yang-Meridian, die zusammen einen Funktionskreis bilden. In der Chinesischen Medizin spielen Organe im anatomischen Sinne keine Rolle. Sogenannte Funktionskreise weisen eher auf die Tätigkeit und Wirkung der Organe und ihre Auswirkung auf der emotionalen Ebene hin.

Was Sie selbst tun können

Betrachten Sie auf den nachfolgenden Tabellen die Meridianverläufe und ihre Zuordnung zu den einzelnen Organen. Versuchen Sie, so weit es Ihnen möglich ist, diesem Verlauf mit Ihren Händen zu folgen und die Meridiane »auszustreichen«. Versuchen Sie auch, diese Körperbereiche bewusst zu dehnen, wie es z. B. auch bei den Yogaübungen geschieht.

Qi – die Essenz des Lebens

»Der Mensch lebt inmitten von Qi, und das Qi erfüllt den Menschen. Alles bedarf des Qi, um zu leben«, heißt es in einem medizinischen Text aus dem 4. Jahrhundert.

Das Qi strömt in den Meridianen durch den ganzen Körper. Eine genaue Übersetzung des Begriffs ist schwierig, da es sich weder um Energie noch um Materie handelt. Man könnte es als Urkraft oder Lebensenergie bezeichnen. Vergleichbar ist Qi mit der Lebenskraft, die in der indischen Sanskritsprache mit »Prana« bezeichnet wird. Die chinesische Heilkunst gründet auf dem Studium des Qi. Solange das Qi ungehindert fließen kann, befindet sich der Mensch im Gleichgewicht: Er ist gesund. Nach chinesischer Vorstellung beruhen die meisten Erkrankungen auf einer Störung, einer Disharmonie, im Fluss der Lebensenergie. Entweder liegt eine Fülle oder eine Leere bzw. Schwäche der Lebensenergie vor. Die Leere führt z. B. zu unzureichender Tätigkeit, die Fülle zu überschießenden Funktionen der entsprechenden Organe. Darüber hinaus unterscheidet man in der Chinesischen Medizin noch weitere Grundsubstanzen.

- Xue – steht für den Begriff »Blut« und gehört zu den Yin-Substanzen. Es ist die dichte materielle Form von Qi und untrennbar mit diesem verbunden. Es fließt in den Blutgefäßen, aber auch in den Meridianen. Hauptaufgabe ist die ständige Zirkulation, die Ernährung und Bewahrung des Körpers.
- Jing – eine flüssigkeitsähnliche feinstoffliche Substanz. Aus ihr entsteht jede organische Veränderung. Sie entspricht im Prinzip der Nierenessenz, die sich aus der Vorhimmelsessenz zusammensetzt, die von den Eltern vererbt wird, und der Nachhimmelsessenz, die z. B. durch Nahrung aufgenommen wird.
- Shen – ein Komplex, der mentale Fähigkeiten umfasst, ebenso wie emotionale, mentale, intellektuelle und spirituelle Aspekte. Er ist mit dem Organkreislauf Herz verbunden.

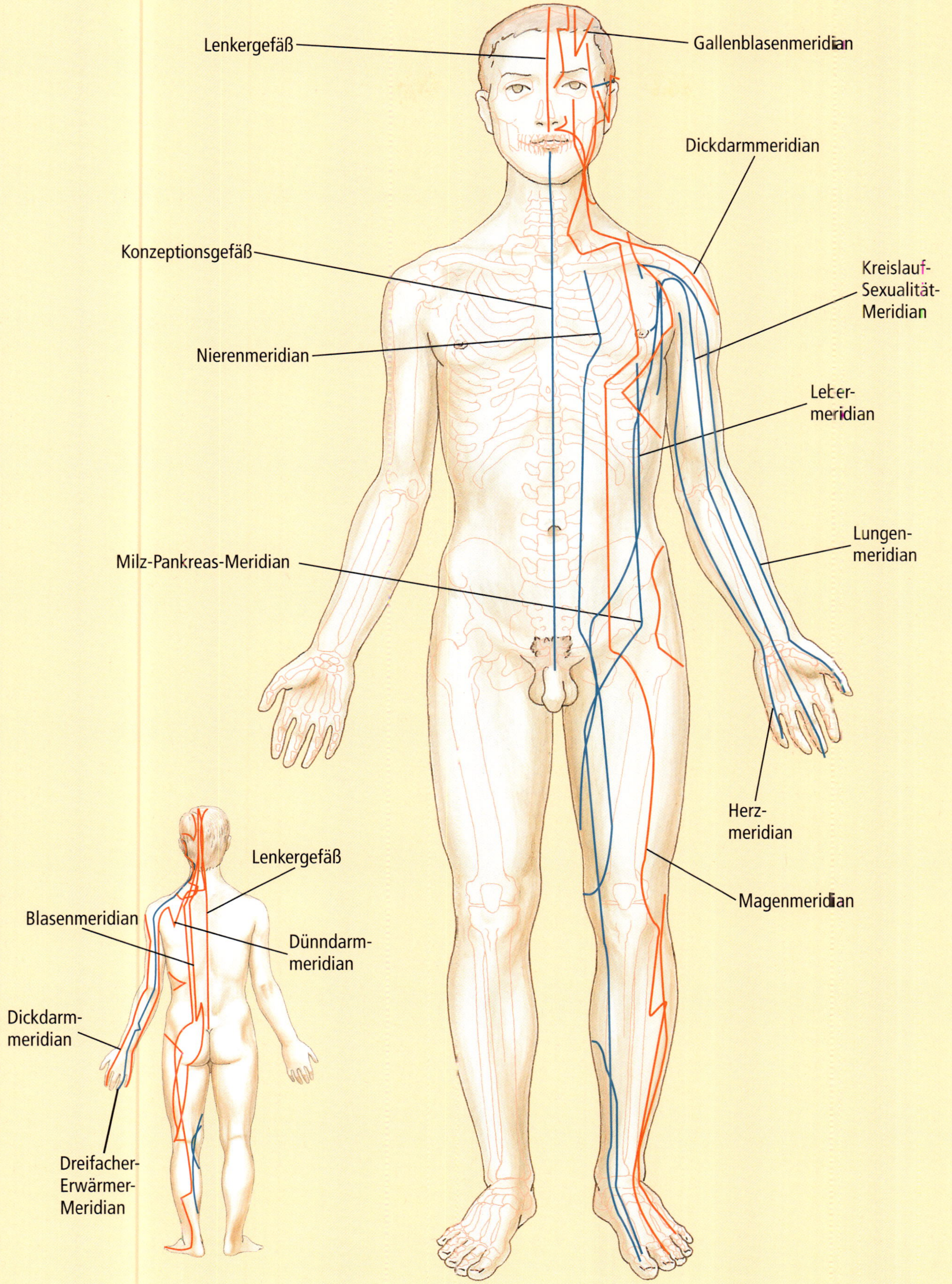
Lenkergefäß
Gallenblasenmeridian
Dickdarmmeridian
Konzeptionsgefäß
Kreislauf-Sexualität-Meridian
Nierenmeridian
Leber-meridian
Lungen-meridian
Milz-Pankreas-Meridian
Herz-meridian
Magenmeridian
Lenkergefäß
Blasenmeridian
Dünndarm-meridian
Dickdarm-meridian
Dreifacher-Erwärmer-Meridian

Funktionskreis Lunge/Dickdarm

Element: Metall
Tages-/Jahreszeit: Später Nachmittag, Herbst
Farbe: Weiß
Emotionen: Trauer, Kummer

Lungenmeridian (Yin)

Er beginnt unterhalb des Schlüsselbeins, an der seitlichen Brustwand, führt dann über die Innenseite des Ober- und Unterarms zum Handgelenk und endet außen an der Wurzel des Daumennagels.

Aufgaben des Organs:
Die Lunge ist für die Aufnahme von Qi aus der Luft und für seine Verteilung im Körper zuständig. Die Atmung beeinflusst alles Geschehen im Körper – von der Durchblutung bis zur Versorgung jeder einzelnen Zelle. Sie ist außerdem zuständig für die Abwehr und Widerstandskraft über die Hautoberfläche (Erwärmung der Haut, Schutz gegen krank machende Keime). Der Lungenmeridian herrscht also über das Qi. Er kontrolliert die Leitbahnen und Blutgefäße sowie das Verteilen und Absteigen. Außerdem reguliert er die Wasserwege, Haut und Haare und öffnet die Nase. Nach den chinesischen Schriften beherbergt er die Körperseele Po.

Anzeichen für Störungen:
Kurzatmigkeit, (trockener) Husten, Asthma, Schweißneigung, Frostigkeit, Neigung zu Erkältungen, Müdigkeit, starker Harndrang, Hitzegefühl in der Brust, Heiserkeit, Kälteabneigung, Niesen, Schmerzen im Meridianverlauf.

Maximale Energie:
3.00 bis 5.00 Uhr.

VORSCHLAG FÜR ÜBUNG

Winkeln Sie die Arme an und drücken Sie mit den Daumen auf den Punkt Lunge 1 (siehe Seite 35); atmen Sie tief und gleichmäßig und stellen Sie sich den Fluss im Meridianbereich bildlich vor.

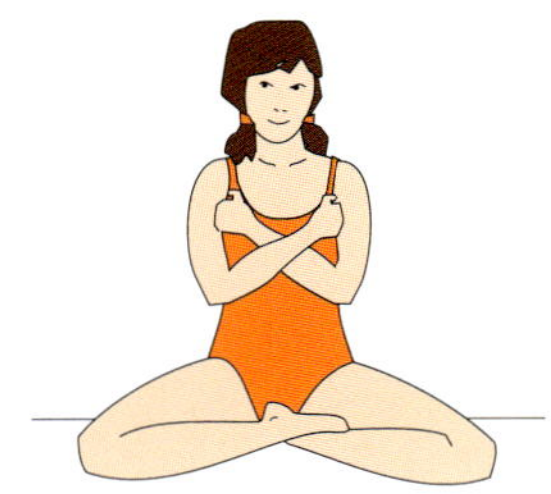

Lunge und Dickdarm sind Ausscheidungsorgane: Die Lunge scheidet Kohlendioxid aus, der Dickdarm feste, für den Körper nicht mehr verwertbare Stoffe. Als Partner beeinflussen sich die beiden Meridiane gegenseitig.

Dickdarmmeridian (Yang)

Er entspringt auf der Spitze des Zeigefingers, zieht zur Außenseite des Unterarms, dann zur seitlichen Ellbogenfalte. An der Außenseite des Oberarms verläuft er zur Schulter, über den Hals bis zum Gesicht, über die Oberlippe zu seinem Endpunkt neben der Nase.

Aufgaben des Organs:
Der Dickdarm bildet den unteren Teil des Verdauungstrakts. Er ist zuständig für Transport und Ausscheidung von unverdaulichen Reststoffen aus der Nahrung. Wenn er diese Aufgabe nicht ausreichend erfüllen kann, bleiben giftige Substanzen im Körper, die aus naturheilkundlicher Sicht zu schweren chronischen Erkrankungen führen können. Er wird auch in Verbindung mit den seelischen Prozessen des Umwandelns und Ausscheidens gebracht. Körperliche Verstopfung geht oft einher mit dem Festhalten von negativen Gedanken, von Ängsten und starren Denkmustern. Die chinesischen Schriften schreiben dem Dickdarm eine wichtige Rolle bei der Entwicklung und Veränderung des Menschen zu.

Anzeichen für Störungen:
Erkältungen, Allergien, verstopfte Nase, Probleme mit allen Sinnesorganen, Migräne.

Maximale Energie: 5.00 bis 7.00 Uhr.

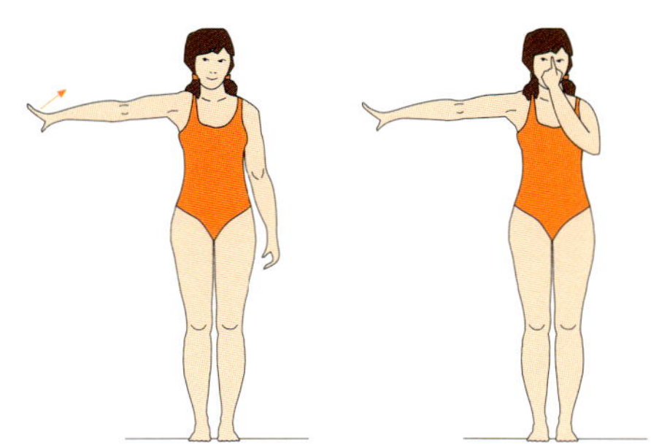

VORSCHLAG FÜR ÜBUNG

Strecken Sie den rechten Arm zur Seite aus; der rechte Zeigefinger ist nach oben angewinkelt und so weit als möglich vom Daumen abgespreizt. Legen Sie dann Ihren linken Zeigefinger an die Nasenwurzel, an die Stelle, an der der Dickdarmmeridian endet. Atmen Sie tief und gleichmäßig, und stellen Sie sich den Energiefluss vor. Das Gleiche machen Sie dann mit der anderen Seite.

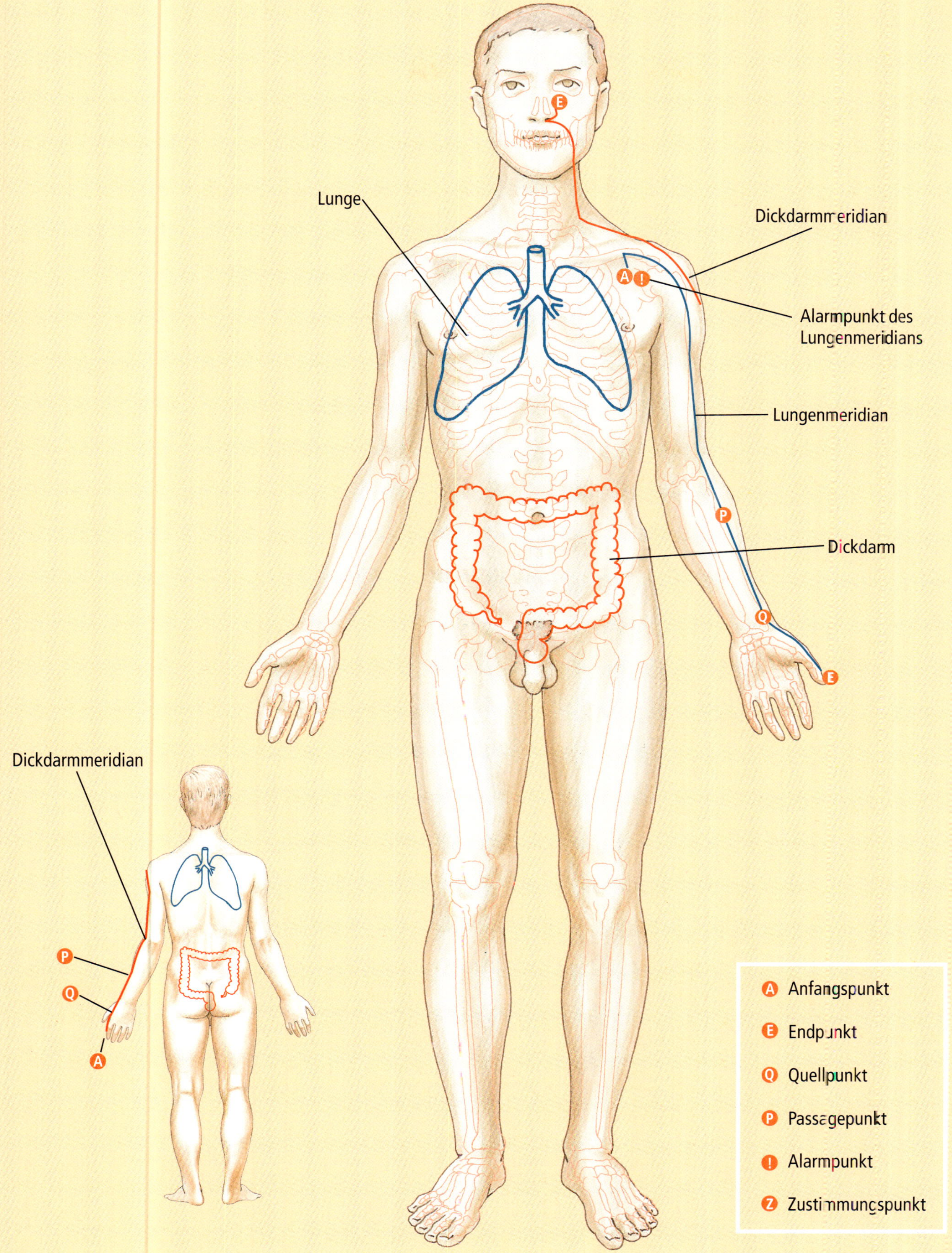
Lunge
Dickdarmmeridian
Alarmpunkt des Lungenmeridians
Lungenmeridian
Dickdarm
Dickdarmmeridian
A Anfangspunkt
E Endpunkt
Q Quellpunkt
P Passagepunkt
! Alarmpunkt
Z Zustimmungspunkt

Funktionskreis Magen/Milz/Pankreas (»Mitte«)

Element: Erde
Tages-/Jahreszeit: Nachmittag, Spätsommer
Farbe: Gelb
Emotionen: Sympathie, Grübeln

Magenmeridian (Yang)

Er beginnt unter der Mitte des Auges und verläuft in einem u-förmigen Bogen zur Schläfe. Von der Wange aus führt er über den Hals zum Brustkorb, zieht sich von dort zum Bauch, weiter an der Vorderseite des Oberschenkels zur äußeren Seite des Knies, zum Fußrücken. Er endet am seitlichen Nagelwinkel des zweiten Zehs.

Aufgaben des Organs:
Der Magen hat sowohl von seiner Lage als auch von seiner Funktionen her eine zentrale Stellung, der entsprechende Meridian durchdringt alle Hauptorgane. Der Magen nimmt alle feste und flüssige Nahrung auf. Er übernimmt einen Teil ihrer Verdauung und sorgt dafür, dass sie gespeichert und weitertransportiert wird. Wenn dieses Organ aus der Harmonie gerät, weil es die aufgenommenen Stoffe – physische oder psychische – nicht verwerten kann, tritt totale Überlastung ein. Es kommt zu Magenverstimmungen, spürbar durch Erschöpfungs- und Schwächezustände.

Anzeichen für Störungen:
Magenbeschwerden aller Art, Oberbauchschmerzen, Verdauungsbeschwerden, Blähungen, Müdigkeit, Schwäche, Verstopfung, Pilzbefall, Schmerzen im Meridianverlauf.

Maximale Energie:
7.00 bis 9.00 Uhr.

Die beiden Meridiane Magen und Milz/Pankreas arbeiten enger als alle anderen Meridianpaare zusammen. Sie stabilisieren den Menschen und halten die Harmonie des Erdelements aufrecht.

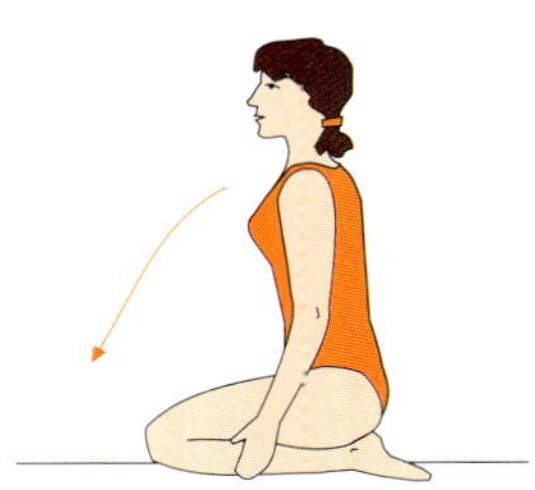

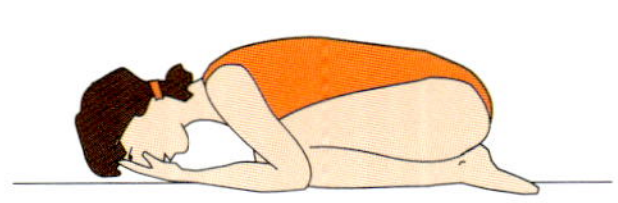

VORSCHLAG FÜR ÜBUNG

Setzen Sie sich auf die Fersen, drücken Sie mit den Daumen auf die Anfangspunkte des Magenmeridians (etwa zwei Fingerbreit unter den Augen), die anderen Finger liegen auf der Stirn.
Während Sie ausatmen, beugen Sie die Stirn zum Boden. Atmen Sie tief und gleichmäßig und stellen Sie sich dabei den Fluss der Energie in diesem Meridian vor.

Milz-Pankreas-Meridian (YIN)

Er entspringt der Innenseite des großen Zehs, zieht sich entlang der Innenseite des Fußes zur Innenseite des Unter- und Oberschenkels bis zur Seite des Bauches; über die Rippen geht er weiter zur Außenseite der Brust. Unterhalb der Achselhöhle fließt er in einem spitzen Winkel nach unten und endet im Zwischenrippenbereich.

Aufgaben des Organs:
Milz und Pankreas sorgen für die Trennung von Klarem und Trübem. Dieser Prozess bezieht sich nicht nur auf Säfte und Nahrung, sondern auf alles, was auf den Menschen einwirkt. Der Milz-Pankreas-Meridian ist die Instanz der Assimilation und Integration. Er ist an der Regulierung des Flüssigkeitsgleichgewichts und an Umwandlung und Transport beteiligt. Außerdem kontrolliert er das Blut, die Muskeln und die vier Extremitäten und hat über das Organ Milz eine wichtige Abwehrfunktion.

Anzeichen für Störungen:
Müdigkeit, Kräfteverfall, Gemütsschwankungen, Depressionen, Gefühl körperlicher Schwere, Völlegefühl, unregelmäßige Menstruation, Übelkeit, Benommenheit, Abgeschlagenheit, Gewebsvorfälle, Schmerzen im Meridianverlauf.

Maximale Energie:
9.00 bis 11.00 Uhr.

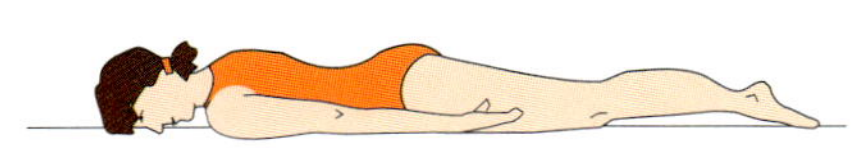

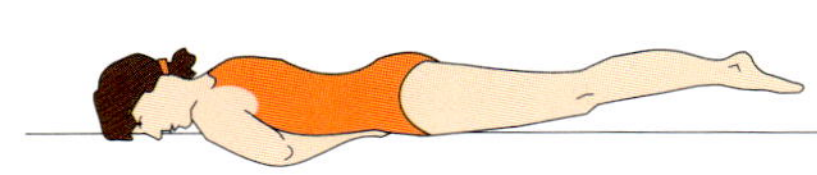

VORSCHLAG FÜR ÜBUNG

Legen Sie sich auf den Bauch, schieben Sie die Hände unter die Leisten (entweder flach oder zur Faust geballt), die Stirn liegt am Boden. Heben Sie jetzt beide Beine und versuchen Sie, weiter tief zu atmen. Dann entspannen – versuchen Sie, dabei die Energie in diesem Meridianverlauf zu spüren.

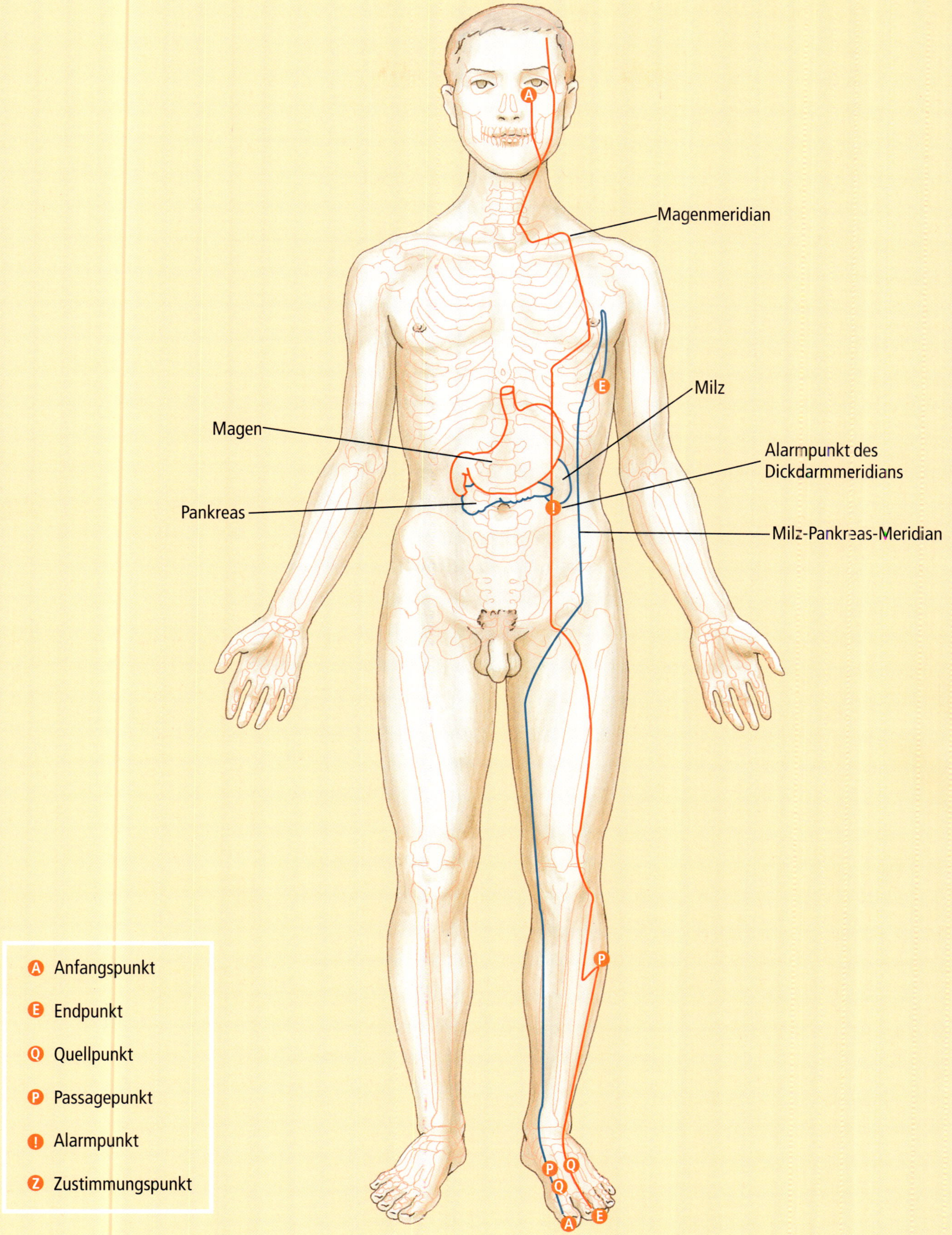
Magenmeridian
Milz
Magen
Alarmpunkt des
Dickdarmmeridians
Pankreas
Milz-Pankreas-Meridian
A Anfangspunkt
E Endpunkt
Q Quellpunkt
P Passagepunkt
! Alarmpunkt
Z Zustimmungspunkt

Funktionskreis Herz/Dünndarm

Element: Feuer
Tages-/Jahreszeit: Mittag, Sommer
Farbe: Rot
Emotionen: Freude, Lust

Herzmeridian (Yin)

Er beginnt in der Achselhöhle, führt über den inneren Oberarm, den inneren Unterarm entlang bis zum inneren Nagelwinkel des kleinen Fingers.

Aufgaben des Organs:
Er ist für die Funktionen des Kreislaufsystems und dessen Regulation zuständig. Das Herz schlägt ohne Pause und pumpt das Blut durch den menschlichen Organismus. Es hat somit eine zentrale Rolle, ist Instanz der Koordination der nach außen gerichteten Kräfte des Menschen. Das Herz gilt als Sitz der persönlichkeitsprägenden Kraft, als »Wurzel allen Lebens«, als »leitender Beamter«, der innere Festigkeit und emotionales Gleichgewicht verleiht.
Die chinesischen Schriften sagen: Wenn das Herz stark ist, ist der Körper gesund, und die Gefühle sind wohl geordnet. Weiter heißt es, das Herz regiert den Geist: Fließen Herzenergie und Qi harmonisch, so wird der Geist ernährt, und der Mensch kann im richtigen Maß auf seine Umgebung reagieren, ohne sich selbst zu verlieren. Harmonischer Fluss zeigt sich in der Ausstrahlung eines Menschen.

Anzeichen für Störungen:
Energetische Schwäche, Herzklopfen, Blutdruckschwankungen, Müdigkeit, Kurzatmigkeit, Schweiß (auch Nachtschweiß), Blässe, allgemeines Kältegefühl, Herzenge, Angst, Schlaflosigkeit, Schwindel, Ängstlichkeit, Schmerzen im Verlauf des Herzmeridians.

Maximale Energie:
11.00 bis 13.00 Uhr.

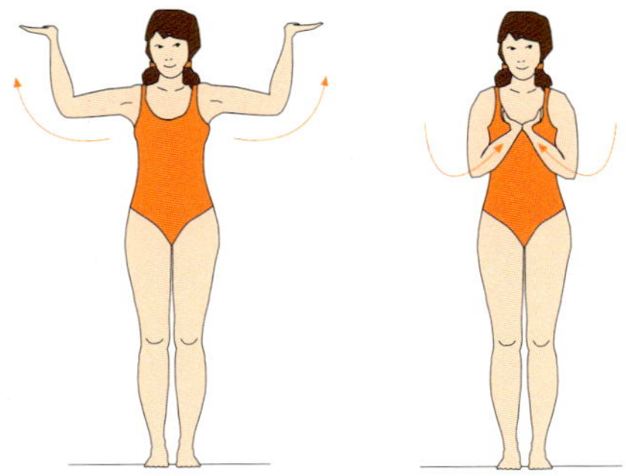

VORSCHLAG FÜR ÜBUNG
Stehen Sie aufrecht, breiten Sie die Arme aus, winkeln Sie die Ellbogen an, die Hände schauen nach oben (dehnen Sie die Arme so weit wie möglich auseinander); drehen Sie jetzt den Oberkörper abwechselnd nach rechts und links (zweimal zu jeder Seite). Kommen Sie wieder zur Mitte und legen Sie die Handgelenke aneinander – die Hände öffnen sich wie eine Blüte. Tief atmen und in den Herzbereich hineinspüren.

Dünndarmmeridian (Yang)

Der Hauptmeridian beginnt in der äußersten Spitze des kleinen Fingers, kreuzt die Handfläche und das Gelenk. Von dort aus zieht er sich an der hinteren Seite des Unterarms zur äußeren Seite des Oberarms über die Schulter und endet vor dem Ohr.

Aufgaben des Organs:
Der Dünndarm ist der längste Teil des Verdauungskanals und gliedert sich in den Zwölffingerdarm, den Leerdarm und den Krummdarm. Er ist der Hauptort der Nahrungsresorption und dafür zuständig, Nährstoffe und Wasser aufzunehmen und zu verdauen. Er wacht sozusagen über der Trennung von »Reinem« und »Unreinem«. Auf der gedanklichen Ebene ist er ebenfalls für die »Aufnahme« und die »Verdauung« zuständig.

Anzeichen für Störungen:
Verdauungsbeschwerden, Durchfall, Entzündungen im Bereich des Dünndarms, Schmerzen im Verlauf des Meridianbereichs, wie z. B. Ellbogen-, Schulter- und Nackenschmerzen oder Rückenschmerzen.

Maximale Energie:
13.00 bis 15.00 Uhr.

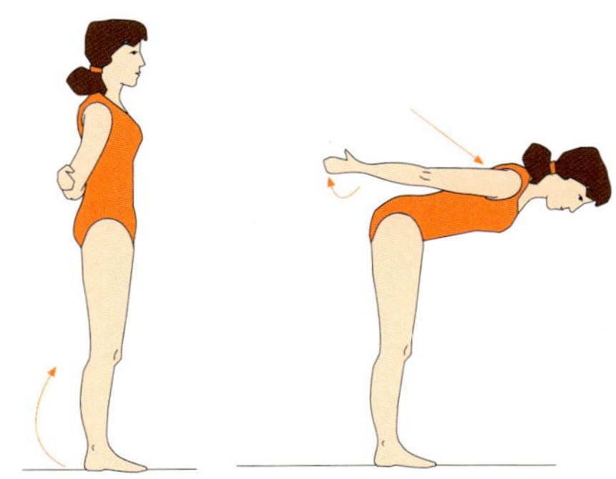

VORSCHLAG FÜR ÜBUNG
Stehen Sie aufrecht, verschränken Sie die Arme hinter dem Rücken, beugen Sie sich so weit wie möglich nach unten, drehen Sie dann die Handflächen nach außen sowie oben und atmen Sie tief und gleichmäßig. Spüren Sie die Energie im Meridianverlauf.

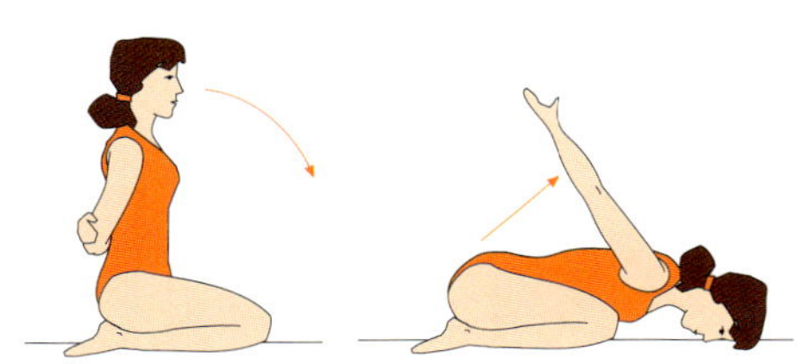

VARIANTE
Setzen Sie sich in den Fersensitz, strecken Sie die Arme nach hinten und verschränken Sie die Hände. Jetzt beugen Sie langsam die Stirn zum Boden. Dehnen Sie die Arme so weit wie möglich nach oben und atmen Sie dabei tief ein und aus. Dann langsam wieder aufsetzen.

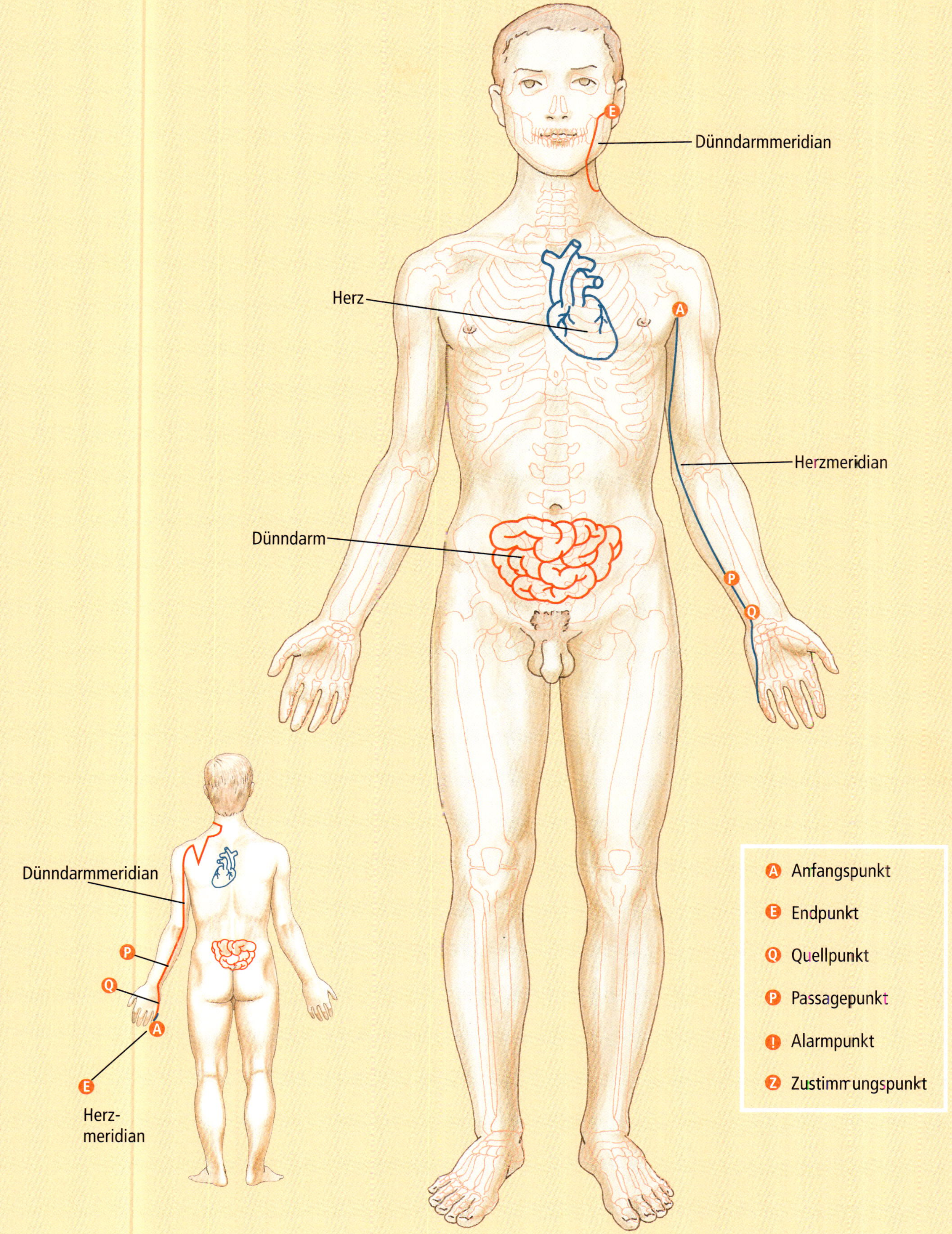
Dünndarmmeridian
Herz
Herzmeridian
Dünndarm
Dünndarmmeridian
Herz-
meridian
A Anfangspunkt
E Endpunkt
Q Quellpunkt
P Passagepunkt
! Alarmpunkt
Z Zustimmungspunkt

Funktionskreis Blase/Niere

Element: Wasser
Tages-/Jahreszeit: Mitternacht, Winter
Farbe: Schwarz
Emotionen: Furcht, Angst
Die Verbindung zwischen Nieren und Blase ist sehr eng. Diese Organe regulieren die Ausscheidung von Schadstoffen.

Blasenmeridian (Yang)

Er beginnt am inneren Lidwinkel, führt über Scheitel und Hinterkopf zur Rückseite des Körpers, läuft parallel mit dem Rückgrat über die hintere Seite des Unterschenkels und hinter dem äußeren Knöchel, entlang der äußeren Seite des Fußes, bis zum Grundglied des kleinen Zehs.

Aufgaben des Organs:
Der Blasenmeridian enthält alle Zustimmungspunkte. Er reguliert die Ausscheidung des von den Nieren produzierten Urins und stimuliert außerdem die Nierenfunktion. In ihm machen sich seelische und körperliche Spannungszustände bemerkbar. Er reagiert empfindlich auf großen seelischen Druck. Da der Blasenmeridian über den ganzen Rücken verläuft, ist es für den harmonischen Fluss notwendig, Verspannungen im Rückenbereich zu lösen.

Anzeichen von Störungen:
Blasenschwäche, Brennen beim Wasserlassen, Hämorrhoiden, Rheuma, Kopfschmerzen, Schmerzen zwischen den Schulterblättern, Rückenverspannungen, Schmerzen im Meridianbereich.

Maximale Energie:
15.00 bis 17.00 Uhr.

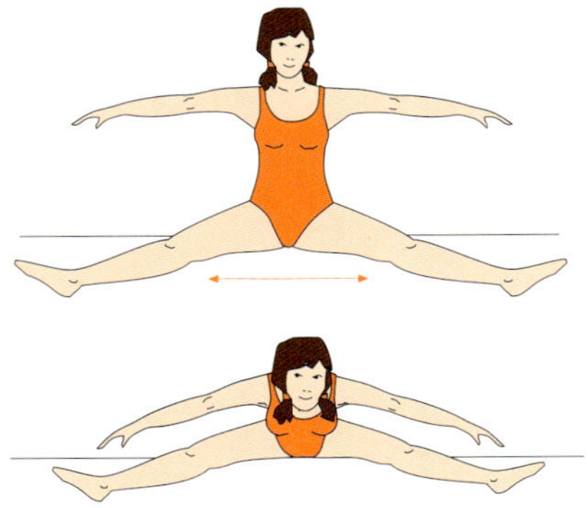

VORSCHLAG FÜR ÜBUNG

Setzen Sie sich auf den Boden, grätschen Sie die gestreckten Beine so weit wie möglich und breiten Sie die Arme seitlich aus. Beugen Sie sich dann mit möglichst geradem Rücken nach vorn, bis Sie Ihre Füße oder Beine umfassen können. Mit dem Ausatmen strecken Sie sich noch etwas weiter nach vorne. Versuchen Sie, im Becken die Atembewegung zu spüren.

Nierenmeridian (Yin)

Der Hauptmeridian beginnt in einer Vertiefung in der Mitte der Fußsohle, zieht sich über den Rist, um den inneren Knöchel, an der inneren Seite des Unterschenkels entlang zur Kniekehle und weiter zum Oberschenkel, über das Schambein, über den Bauch zur Brust. Er endet unter dem Schlüsselbein.

Aufgaben des Organs:
Die Nieren regeln den Wasserhaushalt des Körpers. Giftige Substanzen werden in den Nieren gefiltert. Um die enormen Blutmengen, die durch die Nieren fließen, reinigen zu können, vermögen die Nieren – falls notwendig – den Blutdruck zu erhöhen. In der Chinesischen Medizin werden die Nieren als Sitz der angeborenen Konstitution, der stofflichen Basis und des stofflichen Potenzials bezeichnet. Darüber hinaus bezeichnen die chinesischen Schriften die Nieren als Wurzel des Lebens, d. h., diese regieren Geburt, Entwicklung und Reifung des Menschen, indem sie z. B. die Lebenseindrücke speichern. Sie haben außerdem eine Beziehung zu den Sexualfunktionen. Die Nieren erzeugen die Fortpflanzungsenergie. Über den Nierenmeridian kann man nicht nur Beschwerden von Nieren und Blase behandeln, sondern den ganzen Stoffwechsel beeinflussen. Da die Chinesische Medizin davon ausgeht, dass sich die Nieren ins Ohr öffnen, kann man auch Ohrenleiden über den Nierenmeridian behandeln. Furcht und Angst sind die Emotionen, die dem Funktionskreis Nieren zugeordnet sind und ihn am meisten schwächen.

Anzeichen für Störungen:
Häufiges nächtliches oder zu reichliches Wasserlassen, Impotenz, hoher Blutdruck, Kreislaufschwäche, Atembeschwerden, Kälteempfindlichkeit, Lustlosigkeit, depressive Verstimmungen, Schmerzen im Meridianverlauf, beispielsweise im Quer- oder Längsgewölbe des Fußes, schmerzhafte Fußsohlen oder Schmerzen bzw. Druck in der Kniekehle.

Maximale Energie:
17.00 bis 19.00 Uhr.

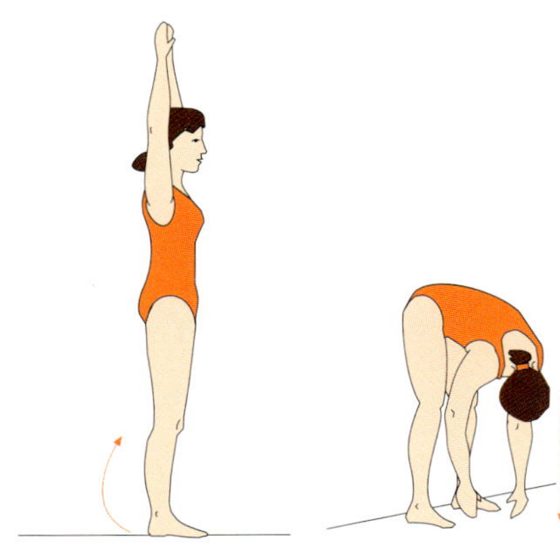

VORSCHLAG FÜR ÜBUNG

Stehen Sie aufrecht, die Füße parallel, strecken Sie die Arme zur Decke. Stellen Sie sich auf die Zehenspitzen und gehen Sie ein paar Schritte vor und zurück. Setzen Sie den ganzen Fuß auf und beugen Sie jetzt den Oberkörper, möglichst mit gestreckten Armen, so weit wie möglich nach unten. Die Fingerspitzen sollten wenn möglich den Boden berühren. Atmen Sie tief in diese Dehnung hinein, und spüren Sie – nachdem Sie sich wieder langsam aufgerichtet haben – den wohltuenden Energiefluss im Rücken.

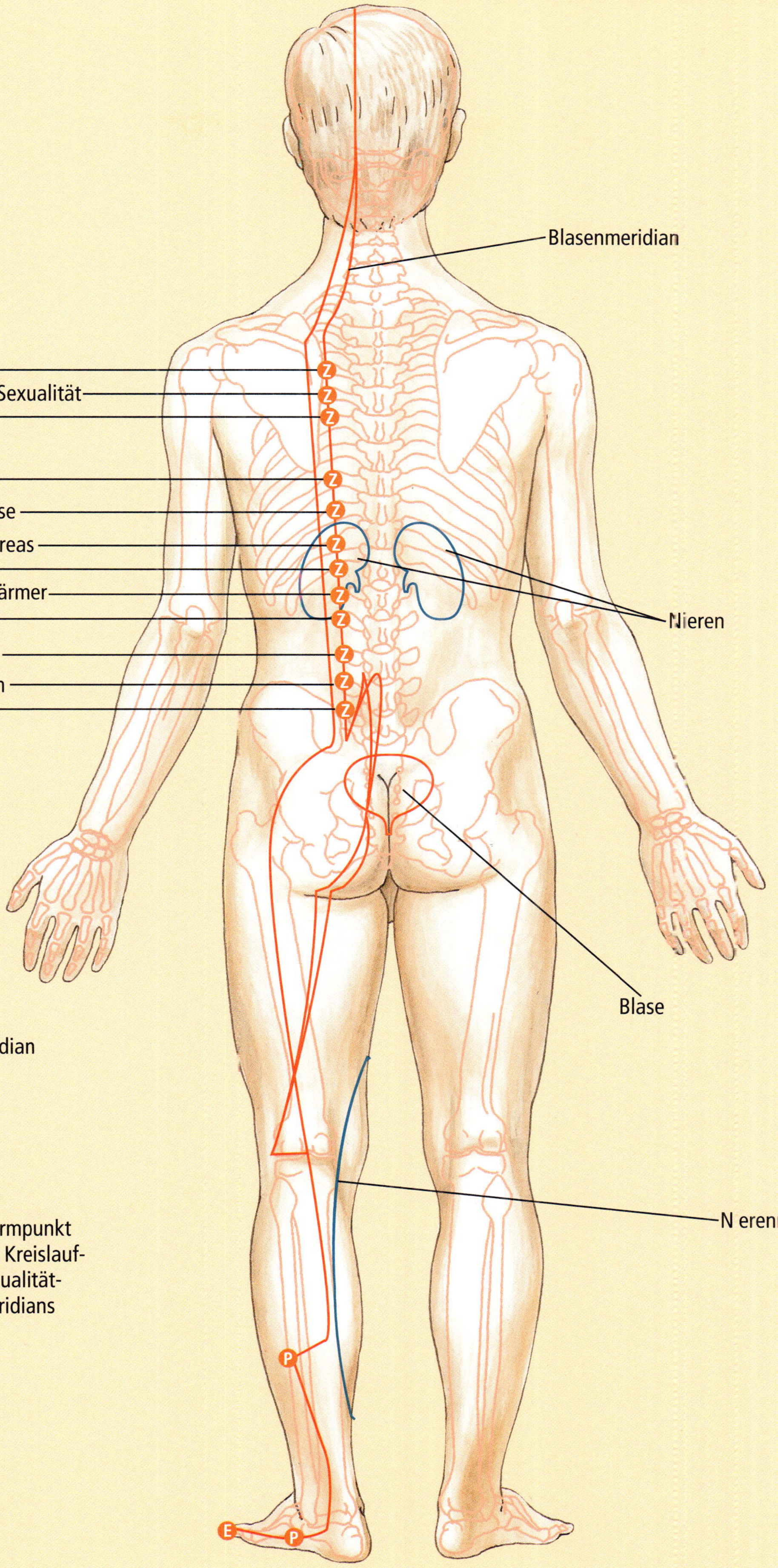
Blasenmeridian
Zustimmungspunkte:
Lunge
Kreislauf/Sexualität
Herz
Leber
Gallenblase
Milz/Pankreas
Magen
Dreif. Erwärmer
Nieren
Dickdarm
Dünndarm
Blase
Nieren
Blase
Nierenmeridian

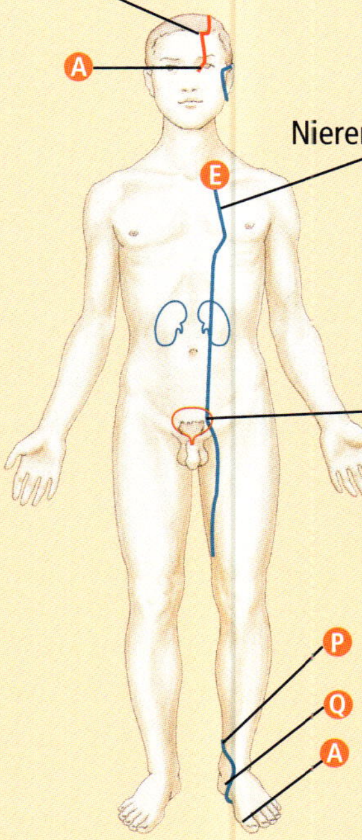
Blasenmeridian
Nierenmeridian
Alarmpunkt des Kreislauf-Sexualität-Meridians

Funktionskreis Gallenblase/Leber

Element: Holz
Tages-/Jahreszeit: Morgen, Frühjahr
Farbe: Grün
Emotionen: Zorn, Ärger
Nach der Fünf-Elemente-Lehre sind Leber und Gallenblase für den Umgang mit Ärger zuständig.

Gallenblasenmeridian (Yang)

Er beginnt am äußeren Augenwinkel, verläuft im Zickzack über die Schläfen, über die Hinterhauptgegend, am Schultergelenk vorbei zur Vorderseite des Körpers bis zum Rippenbogen. Von dort verläuft er über den Beckenkamm entlang der Außenseite des Beines und endet auf der äußeren Spitze des vierten Zehs. Der Gallenblasenmeridian durchzieht fast den gesamten Körper.
Aufgaben des Organs:
Die Galle speichert und konzentriert Gallenflüssigkeit und scheidet sie – stimuliert durch ein bestimmtes Hormon – in den Dünndarm aus, nachdem die Nahrung den Magen passiert hat. Der Gallenblasenmeridian steht in der Chinesischen Medizin besonders in Verbindung mit der Fähigkeit, Entscheidungen zu treffen. »Er ist der ehrliche Beamte, der durch weise Entschlüsse besticht«, heißt es über den Meridian. Außerdem bestimmt er die Geschmeidigkeit und Stärke von Sehnen und Bändern.
Anzeichen für Störungen:
Migräne und Kopfschmerzen, Ohrgeräusche, Augenbeschwerden, bitterer Geschmack im Mund, Übelkeit, Schmerzen im Verlauf des Meridians, kolikartige Schmerzen (z. B. durch Gallensteine), Reizbarkeit, Entscheidungsschwäche, Wankelmut.
Maximale Energie:
23.00 bis 1.00 Uhr.

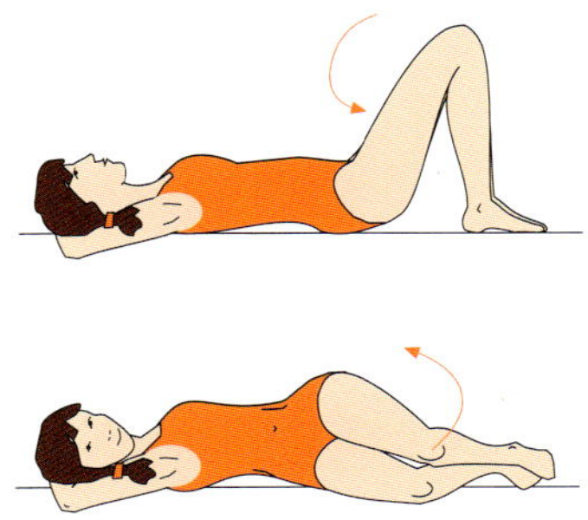

VORSCHLAG FÜR ÜBUNG
Auf den Rücken legen, Hände im Nacken verschränken, Beine aufstellen, Füße und Beine zusammen. Legen Sie jetzt die Knie zur rechten Seite und lassen Sie Ihren Atem in die Wirbelsäule fließen, legen Sie dann die Knie auf die andere Seite und spüren Sie dem Verlauf des Meridians mit Ihrem Atem nach.

Lebermeridian (Yin)

Er beginnt am Nagel des großen Zehs auf der Innenseite, führt über die Innenseiten von Unter- und Oberschenkel entlang nach oben; der äußere Meridian endet dann unter dem Rippenbogen.
Aufgaben des Organs:
Die Leber ist für die Blutversorgung des aktiven Bewegungsapparats (Muskeln, Sehnen, Bänder, Gelenke) zuständig. Sie verteilt Qi und Blut in alle Teile des Körpers. Sie hat eine zentrale Bedeutung im Verdauungsapparat. Die Leber bildet Gallensäuren, baut Proteine auf, scheidet Gifte aus, wirkt bei der Aufrechterhaltung des Blutzuckerspiegels mit, speichert Glykogen und wandelt es bei Bedarf in Glukose um. Chinesische Schriften bezeichnen den Funktionskreis Leber als »Oberbefehlshaber« oder »Armeegeneral«, der die Instanz für Antrieb und Dynamik ist und der für die Fähigkeit steht, Pläne zu machen. Er öffnet die Augen und manifestiert sich in den Nägeln. Der Lebermeridian wirkt auf die Funktionen des Nervensystems, die ihm zugeordneten Emotionen sind Frustration, Depressionen, Ängste. Harmonischer Fluss zeigt sich in einem Gefühl von Entspannung, von Lösung, Fließen, Harmonie und dem Willen, der/die zu sein, der/die man wirklich ist. Nach den chinesischen Schriften beherbergt er die Wanderseele Hun.
Anzeichen für Störungen:
Fahles Aussehen, Schmerzen und Spannungen im Ober- und Unterbauch und im Verlauf des Meridians (also auch bei Knieproblemen), Brechreiz, Übelkeit, epigastrische Beschwerden, Schluckbeschwerden, prämenstruelles Syndrom, schmerzhafte Menses, außerdem depressive Verstimmungen, Ängste, Antriebslosigkeit, Frustration, Reizbarkeit, Nervosität, Migräne, helmartiger Kopfschmerz.
Maximale Energie:
1.00 bis 3.00 Uhr.

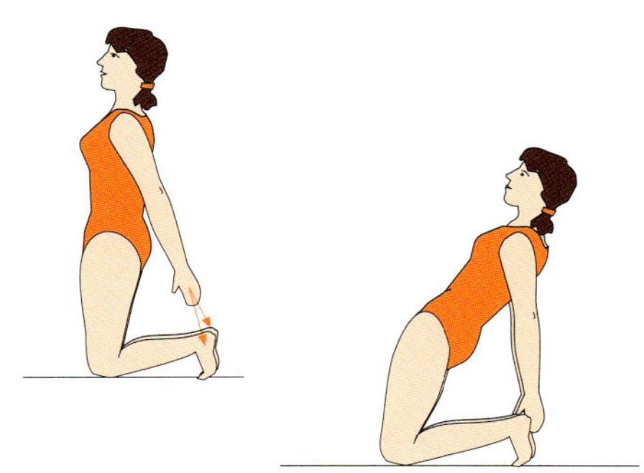

VORSCHLAG FÜR ÜBUNG
Kommen Sie in den Kniestand und stellen Sie die Füße auf (also Zehenstand im Knien). Spannen Sie die Oberschenkelmuskulatur an und beugen Sie sich zurück, berühren Sie abwechselnd die linke und die rechte Ferse. Beugen Sie sich dann so zurück, dass Sie Ihre Hände auf beiden Fersen abstützen können. Atmen Sie tief in diese Dehnung und in den Meridianverlauf hinein.

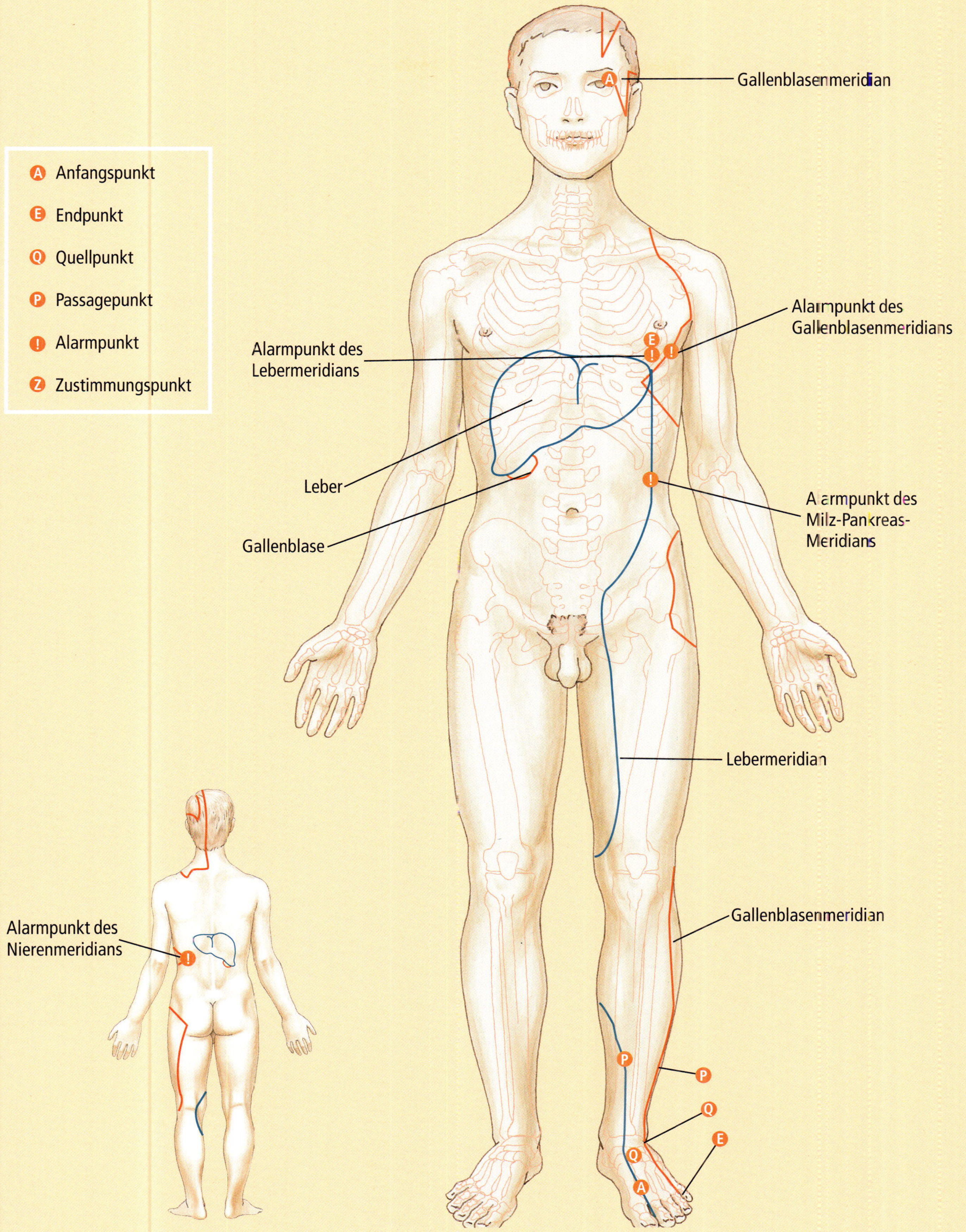

Gallenblasenmeridian
Anfangspunkt
Endpunkt
Quellpunkt
Passagepunkt
Alarmpunkt
Zustimmungspunkt
Alarmpunkt des Gallenblasenmeridians
Alarmpunkt des Lebermeridians
Leber
Gallenblase
Alarmpunkt des Milz-Pankreas-Meridians
Lebermeridian
Gallenblasenmeridian
Alarmpunkt des Nierenmeridians

Funktionskreis Kreislauf/Sexualität, Dreifacher Erwärmer, Lenker- und Dienergefäß

Die Meridiane Kreislauf/Sexualität (Herzbeutel) und Dreifacher Erwärmer haben eine Schutzfunktion. Der Herzbeutel schützt das Herz und der Dreifache Erwärmer die anderen neun Meridiane. Ist die Harmonie des Dreifachen Erwärmers gestört, werden die Organe nicht richtig ernährt und attackieren das Herz.

Kreislauf-Sexualität-Meridian (Yin)

Dieser Meridian – auch Herzbeutelmeridian genannt – beginnt seitlich der Brustwarze, führt an der Innenseite des Oberarms über das Handgelenk bis zur Handinnenfläche und endet an der Fingerspitze des Mittelfingers.

Aufgaben:
Der Herzbeutel schützt das Herz vor schädlichen Einflüssen. Die Druckpunkte des Meridians wirken auf den Kreislauf sowie auf das Endokrinum (Funktion der Hormondrüsen) und damit auch auf die Sexualität. In den chinesischen Texten heißt es, dass von hier aus »Lust und Freude ihren Ausgang nehmen«.

Anzeichen für Störungen:
Herzklopfen, Herzschmerzen, rote Augen, Neurosen, Schmerzen im Meridianverlauf.

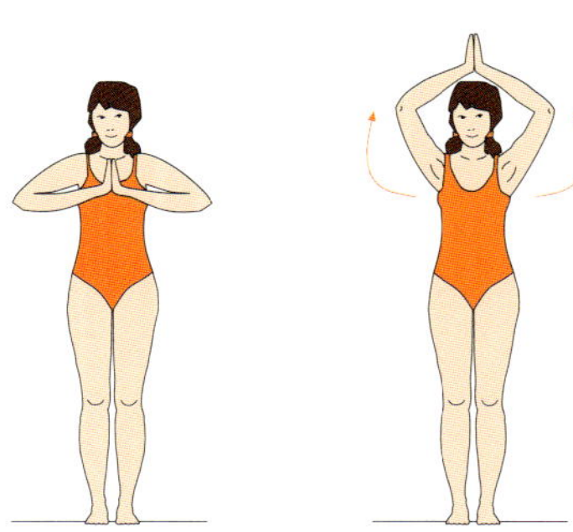

VORSCHLAG FÜR ÜBUNG

Falten Sie im Stehen oder Sitzen die Hände vor der Brust. Drücken Sie Handwurzeln, -flächen und Finger fest aneinander. Die Daumen berühren das Brustbein. Dann ein paarmal tief atmen und langsam die Arme nach oben heben, bis sie gestreckt sind. Die Hände bleiben weiterhin fest aneinandergepresst. Einige tiefe Atemzüge machen und dann die Hände lösen.

Dreifacher-Erwärmer-Meridian (Yang)

Der Hauptmeridian beginnt an der Rückseite des Ringfingers, läuft über Handrücken und Handgelenk den Unterarm hinauf, dann über die hintere Seite des Oberarms zur Schulter. Er endet am äußeren Ende der Augenbraue.

Aufgaben:
Es gibt kein anatomisches Organ, das dem Dreifachen Erwärmer entspricht. In den chinesischen Schriften heißt es, dass alle Organe von ihm beeinflusst werden. Der »obere Erwärmer« versorgt den Brustbereich, der »mittlere« den Bauchbereich und der »untere« die Beckenregion. Außerdem wirkt er regulierend auf die Funktionen des autonomen Nervensystems. Die chinesischen Schriften bezeichnen ihn als Straße des Ursprungs-Qi.

Anzeichen für Störungen:
Bauch- und Unterleibsbeschwerden, Störungen im Bereich des hormonellen Regulationssystems, Störungen im Wärmehaushalt, Krämpfe, Schmerzen im Meridianverlauf.

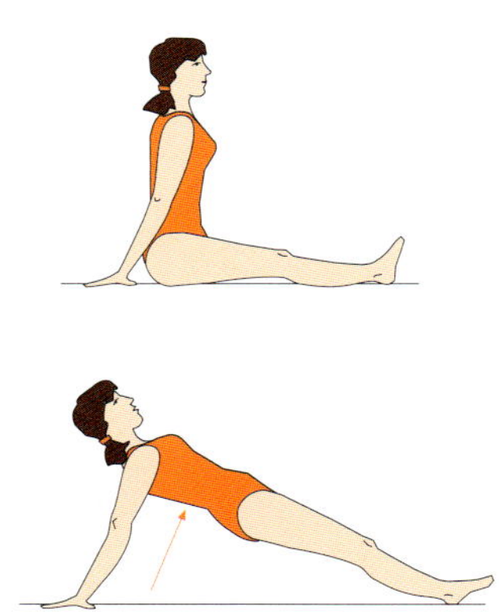

VORSCHLAG FÜR ÜBUNG

Setzen Sie sich mit gestreckten Beinen auf den Boden, legen Sie die Hände hinter sich auf den Boden mit den Fingerspitzen nach hinten. Heben Sie dann das Becken, sodass Beine und Körper eine Gerade bilden. Atmen Sie ein paar Atemzüge tief ein und aus und senken Sie das Becken wieder.

Lenkergefäß oder Gouverneurgefäß (Yang)

Der Hauptmeridian beginnt am Damm, verläuft über die Spitze des Steißbeins entlang der Wirbelsäule hinauf zum Kopf, über den Schädel zur Stirn und Nase. Er endet an der Oberlippe.

Aufgaben:
Kontrollfunktion über die sechs Yang-Meridiane, Einwirkung auf die psychische Energie.

Anzeichen für Störungen:
Steifer Nacken und Rücken, allgemeine Schwäche, Kopfschmerz, Migräne.

Dienergefäß oder Konzeptionsgefäß (Yin)

Der Hauptmeridian tritt am Damm zwischen Anus und äußeren Genitalien an die Oberfläche, von dort läuft er über die Schamgegend zur Mitte des Bauches, über die Brust zum Unterkiefer. Er endet unter dem Mund.

Aufgaben:
Kontrollfunktion über die sechs Yin-Meridiane, Einfluss auf die Genitalorgane.

Anzeichen für Störungen:
Schmerzen im Becken und Brustkorbbereich, Urogenitalerkrankungen.

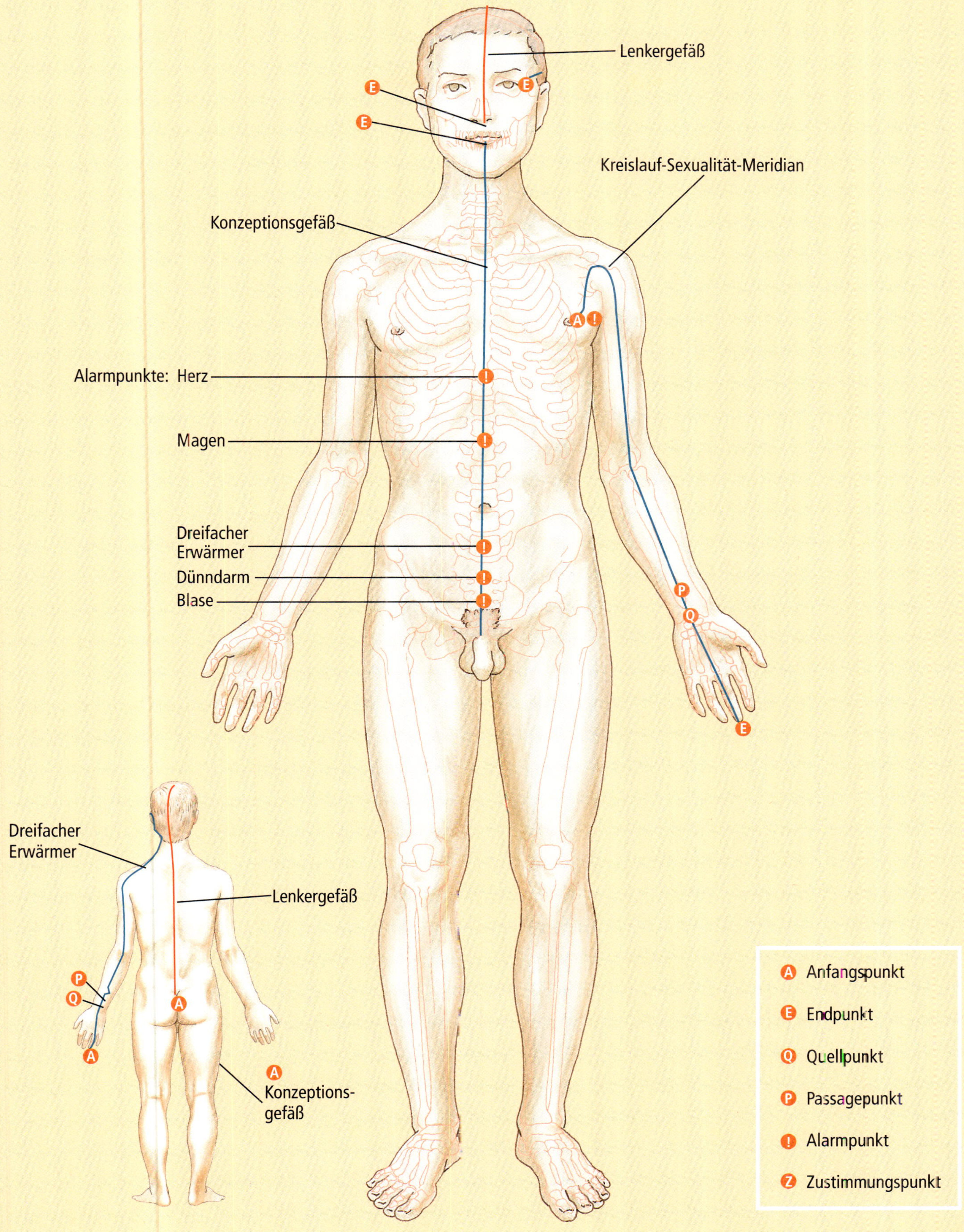
Lenkergefäß
Kreislauf-Sexualität-Meridian
Konzeptionsgefäß
Alarmpunkte: Herz
Magen
Dreifacher Erwärmer
Dünndarm
Blase
Dreifacher Erwärmer
Lenkergefäß
Konzeptions-gefäß
Anfangspunkt
Endpunkt
Quellpunkt
Passagepunkt
Alarmpunkt
Zustimmungspunkt

Aktivierung der Meridian-Energie

Meridian-Übungen

Ausstreichen und massieren

Betrachten Sie zuerst den jeweiligen Meridian-Verlauf und folgen Sie diesem Verlauf mit den Fingern vom Anfangs- bis zum Endpunkt mit streichenden oder sanft massierenden Bewegungen. Wählen Sie einen Druck, der Ihnen angenehm ist. Sie können ein Körperöl verwenden – achten Sie darauf, dass es keine chemischen Zusatzstoffe enthält.

LUNGENMERIDIAN

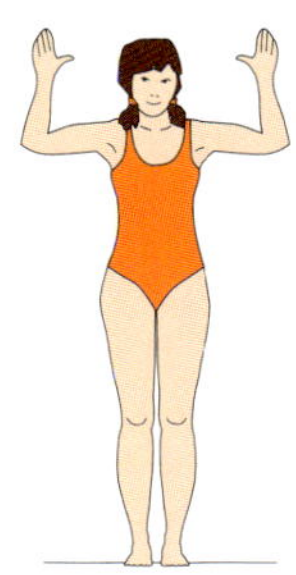

Stehen Sie aufrecht, die Füße parallel, etwa 10 cm von einer Wand entfernt. Heben Sie die Arme auf Schulterhöhe, winkeln Sie die Unterarme nach oben an und lehnen Sie Oberkörper, Arme, Hände und Finger an die Wand.

Spreizen Sie die Daumen kräftig von den geschlossenen vier Fingern ab. Atmen Sie tief ein und drücken Sie dabei Oberkörper, Arme und Hände kräftig an die Wand, halten Sie die Spannung und lassen Sie mit dem Ausatmen wieder locker.

Strecken Sie die Arme waagrecht aus, der Daumen bleibt weiterhin abgespreizt, und drücken Sie mit dem Einatmen Schultern, Arme und Hände kräftig an die Wand. Ausatmend loslassen und die Arme wieder anwinkeln.

Wiederholen Sie beide Positionen noch zweimal und lassen Sie dann die Arme entspannt sinken. Kreisen Sie mehrmals die Schultern nach vorne und rückwärts.

DICKDARMMERIDIAN

Legen Sie sich auf einer Decke oder Matte auf die rechte Seite. Strecken Sie die Arme auf Schulterhöhe aus und legen Sie die Handflächen aufeinander.

Winkeln Sie die Knie so nahe wie möglich an den Armen an. Der Kopf ist in Verlängerung der Wirbelsäule (Sie können ein kleines Kissen unterlegen). Heben Sie mit dem Einatmen den linken Arm und führen Sie ihn langsam nach links möglichst bis zum Boden, folgen Sie mit dem Kopf der Bewegung.

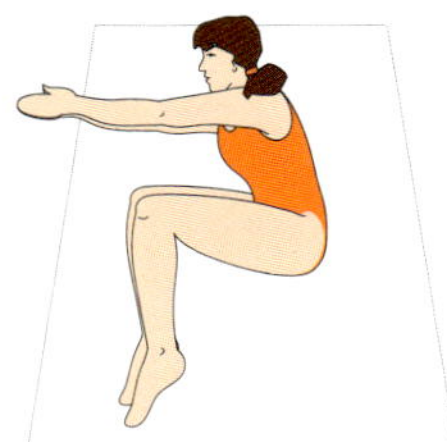

Atmen Sie aus und dehnen Sie dabei die Zeigefinger kräftig nach außen.

Atmen Sie ein, bleiben Sie dabei in der Dehnung und spüren Sie der Linie zwischen den beiden Zeigefingern nach, bevor Sie mit dem Ausatmen Arm und Kopf zurück zur rechten Seite bringen und die Hände aufeinanderlegen. Legen Sie sich auf die linke Seite und führen Sie die Übung genauso durch (dreimal zu jeder Seite).

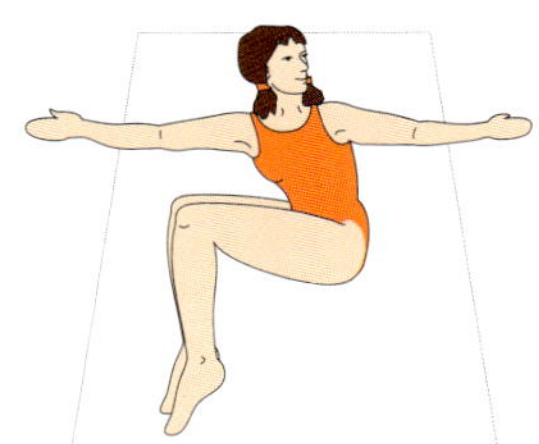

MAGENMERIDIAN

Stehen Sie aufrecht, die Füße parallel. Überkreuzen Sie mit dem rechten Fuß den linken. Heben Sie beide Arme gestreckt nach oben und überkreuzen Sie die Handgelenke so, dass das linke Handgelenk vor dem rechten liegt. Legen Sie wenn möglich die Handflächen aneinander. Drehen Sie sich ausatmend nach rechts, bleiben Sie mehrere Atemzüge in dieser Haltung und kommen Sie zurück zur Mitte. Überkreuzen Sie jetzt mit dem linken Fuß den rechten und mit dem rechten Arm den linken, Handflächen aneinander, und drehen Sie sich jetzt zuerst nach links. Lösen Sie die Haltung auf und spüren Sie nach.

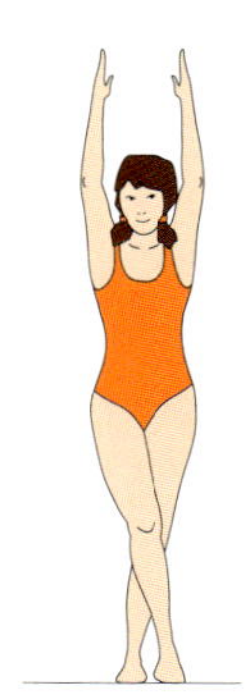

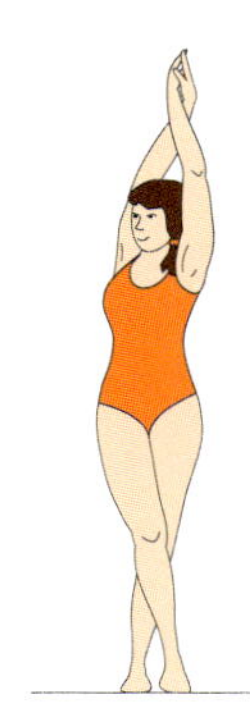

MILZ-PANKREAS-MERIDIAN

Legen Sie sich auf den Rücken, die Arme neben dem Körper, der Nacken ist gedehnt. Stellen Sie die Beine so nahe wie möglich am Körper auf.

Heben Sie einatmend das Becken und strecken Sie das rechte Bein auf Höhe des linken Knies gerade nach vorne, die Zehen gestreckt. Atmen Sie dreimal tief ein und aus, wobei Sie mit jedem Einatmen das Bein und den Fuß kräftig nach vorne strecken.

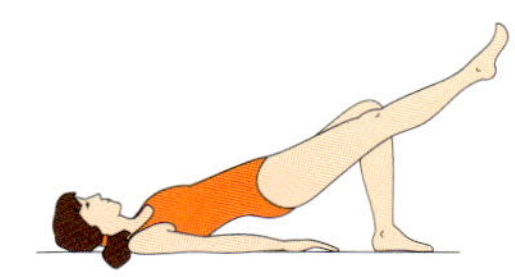

Wechseln Sie das Bein und legen Sie dann den Körper ab. Heben Sie abschließend noch einmal das Becken und wölben Sie den ganzen Rumpf kräftig nach oben.

HERZMERIDIAN

Stehen Sie aufrecht und strecken Sie die Arme nach hinten.

Verschränken Sie die kleinen Finger und heben Sie die gestreckten Arme so weit wie möglich nach oben, ohne dabei die Schultern zu heben.

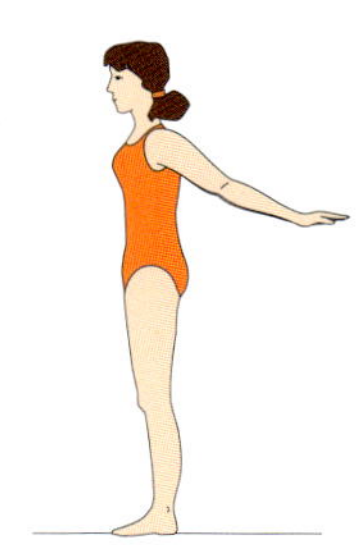

Halten Sie die Spannung und lassen Sie den Atem bewusst in den Brustkorb fließen. Beugen Sie den Oberkörper noch etwas nach hinten, um den Brustraum zu weiten.

Kommen Sie zurück in die Ausgangsposition, die Arme locker lassen, den Kopf lockern und nach beiden Seiten bewegen.

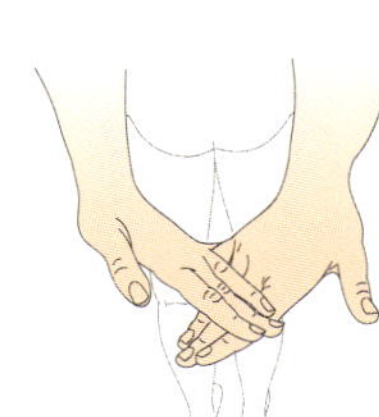

DÜNNDARMMERIDIAN

Stehen Sie aufrecht, Füße parallel, die Arme neben dem Körper. Heben Sie einatmend beide Arme bis auf Schulterhöhe. Führen Sie die gestreckten Arme ausatmend vor dem Körper zusammen und legen Sie die Handflächen aneinander.

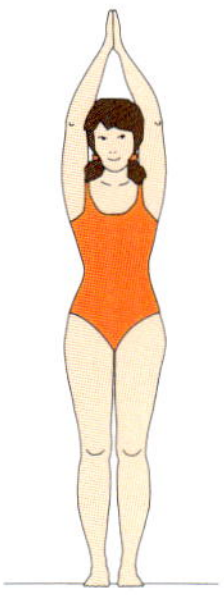

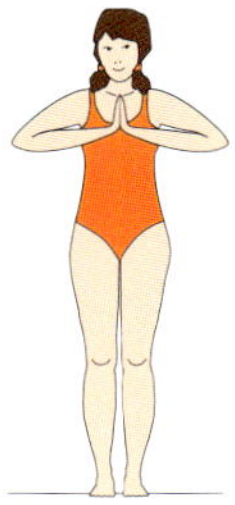

Winkeln Sie die Ellbogen an und führen Sie die Hände mit den Fingerspitzen nach oben ausatmend zum Herzen heran und dann weiter einatmend nach oben über den Kopf. Mit dem Ausatmen die Arme öffnen und gestreckt nach unten führen. Wiederholen Sie diese Übungsfolge mehrmals.

NIERENMERIDIAN

Legen Sie sich auf den Rücken. Stellen Sie die Füße auf und umfassen Sie die Knie. Öffnen Sie die Knie so weit wie möglich und ziehen Sie sie so nahe wie möglich an die Brust heran.

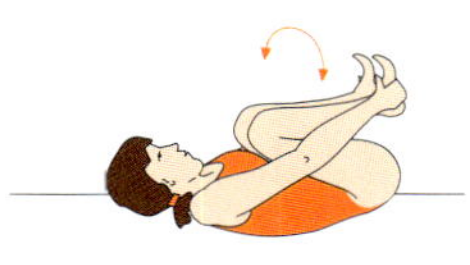

Umfassen Sie jetzt die Fußsohlen möglichst in der Mitte des Fußes mit festem Griff. (Sollte Ihnen das schwerfallen, legen Sie ein Tuch oder einen Gurt um jeden Fuß und dehnen Sie damit die Knie an den Körper heran.) Schaukeln Sie sanft nach beiden Seiten, der Nacken bleibt lang, der Kopf entspannt. Bleiben Sie mehrere Atemzüge in dieser Haltung und strecken Sie dann die Beine wieder aus.

BLASENMERIDIAN

Streichen Sie den Meridian auf beiden Seiten aus. Beginnen Sie an der Innenseite des Auges, über Stirn, Scheitel, Hinterkopf und Nacken parallel zur Wirbelsäule nach unten, über die Rückseite des Ober- und Unterschenkels bis zum kleinen Zeh. Setzen Sie sich auf eine Decke oder Matte, winkeln Sie die Knie an und überkreuzen Sie die Füße. Umfassen Sie die kleinen Zehen und ziehen Sie sie kräftig nach außen (Sie können auch einen Gurt oder ein Tuch um die Füße auf Höhe der kleinen Zehen legen). Rollen Sie mehrmals den ganzen Rücken ab, der Nacken ist rund, die Stirn Richtung Knie gezogen. Bleiben Sie dann in der Sitzhaltung. Halten Sie die kleinen Zehen weiterhin fest und ziehen Sie die Stirn kräftig Richtung Füße.

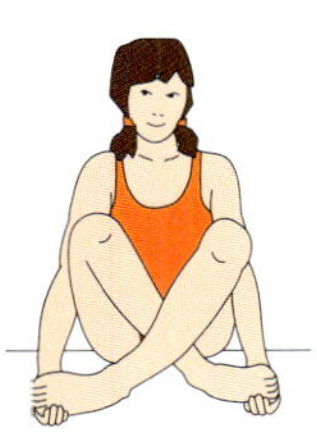

Halten Sie die Spannung mehrere Atemzüge lang, spüren Sie im Liegen nach.

LEBERMERIDIAN

Legen Sie sich auf den Rücken und stellen Sie das rechte Bein auf. Lassen Sie das Knie nach außen fallen und legen Sie den rechten Arm gestreckt nach hinten über Ihren Kopf, die Handfläche zeigt nach oben.

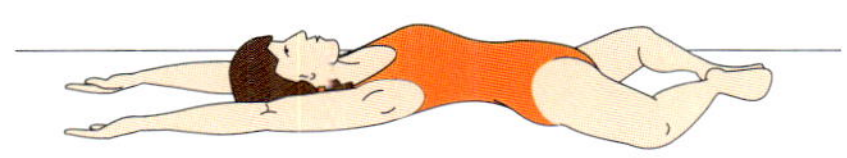

Atmen Sie einige Atemzüge in dieser Haltung, lassen Sie das Bein nach vorne gleiten, bringen Sie den Arm zurück und wechseln Sie die Seite. Stellen Sie dann beide Beine auf, legen Sie die Fußsohlen aneinander, lassen Sie die Knie locker nach außen fallen und legen Sie beide Arme hinter dem Kopf ab. Einige Atemzüge verweilen, auflösen und nachspüren.

GALLENBLASENMERIDIAN

Legen Sie sich auf den Rücken, die Beine liegen eng nebeneinander, die Arme sind gerade über den Kopf nach oben abgelegt. Dehnen Sie jetzt mehrmals einatmend den ganzen Körper von den Fingerspitzen bis zu den Zehen.

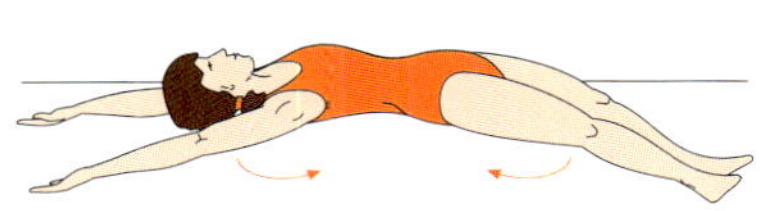

Legen Sie jetzt zuerst die geschlossenen Beine so weit wie möglich nach links, dann den ganzen Oberkörper sowie Kopf und Nacken; die Schultern bleiben dabei am Boden. Der ganze Körper bildet jetzt eine Halbmondlinie. Lenken Sie die Aufmerksamkeit in die rechte Körperhälfte und verstärken Sie die Dehnung mit jedem Atemzug. Wechseln Sie die Seite und spüren Sie dann in der Rückenlage nach.

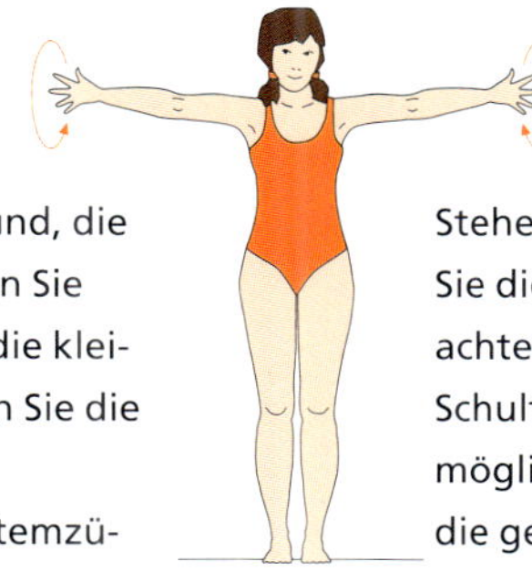

KREISLAUF-SEXUALITÄT-MERIDIAN

Stehen Sie aufrecht und heben Sie die Arme auf Schulterhöhe, achten Sie darauf, dass die Schultern so entspannt wie möglich bleiben. Spreizen Sie die gestreckten Finger und konzentrieren Sie sich auf die beiden Mittelfinger.

Führen Sie von den Mittelfingern ausgehend mit beiden gestreckten Armen kleine und immer größer werdende Kreise nach vorne und hinten aus. Lassen Sie die Arme kurz sinken und wiederholen Sie diese kreisenden Bewegungen mehrmals. Arme sinken lassen und Oberkörper und Arme locker nach unten aushängen lassen.

DREIFACHER-ERWÄRMER-MERIDIAN

Stehen Sie aufrecht, die Arme hängen locker an der Seite runter. Spreizen Sie die gestreckten Finger, die Konzentration liegt auf den Ringfingern. Dehnen Sie den rechten Arm kraftvoll nach unten, konzentrieren Sie sich weiterhin auf den Ringfinger und dehnen Sie das linke Ohr Richtung linke Schulter

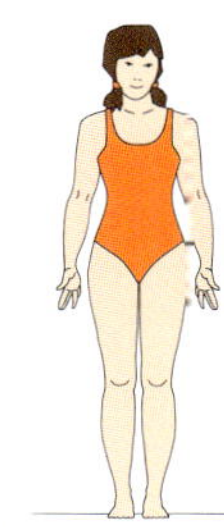

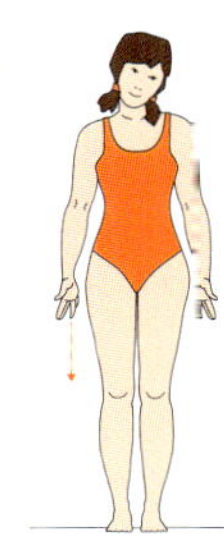

Halten Sie die Spannung, die damit auf der rechten Seite des Nackens und in der rechten Schulter entsteht, einige Atemzüge und wechseln Sie die Seiten. Entspannen Sie Schultern und Nacken und spüren Sie nach.

LENKER- ODER GOUVERNEURGEFÄSS, DIENER- ODER KONZEPTIONSGEFÄSS

Diese beiden Meridiane, die an der Körpervorder- und Körperrückseite verlaufen, werden durch alle Dehnübungen nach vorwärts und rückwärts sowie durch alle Seitwärtsbeugen aktiviert. Bewegen Sie sich öfter zu Musik oder gehen Sie tanzen, das bringt beide Meridiane in Schwung!

Ohrakupunktur

Schon die chinesische Akupunktur kannte verschiedene Ohrpunkte: Man ging davon aus, dass sich im Ohr Bezugspunkte zu Körperorganen finden. Auch die alten Ägypter sollen verschiedene Schmerzen durch Stimulation bestimmter Ohrpunkte gelindert haben. Von Hippokrates ist bekannt, dass er bei Herzerkrankungen Aderlässe am Ohr vorgenommen hat. Im Lauf der Jahrhunderte beschäftigten sich viele Ärzte und Heilkundige mit dieser Thematik. Doch erst Mitte des 20. Jahrhunderts entdeckte der französische Arzt Paul Nogier die Ohrbehandlung wieder. Er nannte sie Aurikulotherapie. Sowohl von seiner ärztlich-naturwissenschaftlichen Sichtweise als auch von der Akupunktur her arbeitete er viele Jahre lang an dieser Therapie. Er machte eine Reihe klinischer Versuche, sodass er nach und nach die Lokalisation der einzelnen Punkte mit Sicherheit bestimmen konnte. In der chinesischen Akupunktur geht man eher vom engen Zusammenhang mit der Körperakupunktur aus, sieht also die Ohrakupunktur weniger isoliert.

Die Bedeutung, die der Ohrmuschel für eine therapeutische Anwendung zukommt, hat mit dem außerordentlich dichten Netz von Nervenfasern zu tun, die das Ohr durchziehen. Über diese Nervenfasern wird über Reflexbögen der Kontakt zu den entsprechenden inneren Organen hergestellt. So kann man wie auf einer Art Landkarte erkennen, wo der entsprechende Reiz gesetzt werden muss – entweder mittels der Nadel oder durch gezielte Massageanwendung. Beim gesunden Menschen kann dieser Punkt in der Regel nicht ausgemacht werden. Erst bei einer energetischen Störung oder bei einer Krankheit reagiert der entsprechende Punkt mit Schmerz. Es gibt Ausnahmen, bei denen ein Punkt aufgrund einer Unterbrechung der nervalen Verbindung trotz einer vorliegenden Krankheit nicht schmerzhaft ist. Andererseits bedeutet ein spontaner Schmerz nicht immer, dass auch tatsächlich eine organische Belastung vorliegt.
Nogier bestimmte etwa 30 Punkte, mit denen zahlreiche Störungen diagnostiziert und korrigiert werden können. Wie bei der allgemeinen Akupunktur geht man bei der Aurikulotherapie davon aus, dass der Reiz über Nerven weitergeleitet wird, d.h., der entsprechende Korrespondenzpunkt am Ohr wird über die Nervenreflexbahn an die jeweilige Körperstelle weitergeleitet.

Zur Behandlung

Das Auffinden der Punkte ist relativ schwierig, da sie sehr eng zusammenliegen. Es ist deshalb leicht vorstellbar, dass die Behandlung mit einer Akupunkturnadel die weitaus effektivere Methode ist, weil so der entsprechende Punkt gestochen werden kann und nicht die in der Nähe liegenden Punkte mitmassiert werden.
Äußerlich können aber auch kleine Veränderungen in bestimmten minimalen Arealen des Ohrs, z.B. Erhebungen, Rötungen oder Schuppungen, auf Störungen im entsprechenden Bereich hinweisen.
Die Punktsuche beginnt in der Regel mit Palpation, entweder mit den Fingern oder einem Glasstäbchen. Heute wird meistens ein elektrisches Punktsuchgerät verwendet.
Erkrankungen der rechten Körperhälfte finden in der Regel ihre Entsprechung im rechten Ohr, die der linken Körperhälfte im linken Ohr. Entsprechend der Händigkeit des Patienten wird das Ohr der dominanten Seite behandelt, wenn paarige Organe (z.B. Niere), zentrale Organe (z.B. Herz) oder übergeordnete vegetative Punkte (z.B. psychogene Punkte) betroffen sind. Bei unpaarigen Organen (z.B. Leber) wird das Ohr der gegenüberliegenden Seite behandelt, das gleiche gilt für Schmerzpunkte. Bei lang andauernden chronischen Erkrankungen werden beide Ohren behandelt.
Die gebräuchlichsten Behandlungsmethoden in der Aurikulotherapie:

- Akupunktur: Die Punkte können mit einer Nadelbewegung nach rechts tonisiert (angeregt) oder mit einer Nadelbewegung nach links sediert (beruhigt) werden.

Bei der Ohrakupunktur nach Nogier geht es eher um die genaue Punktelokalisation, aus der chinesischen Sichtweise geht es eher um ein Zusammenwirken mit der Körperakupunktur.
Weit verbreitet ist heute die Ohrakupunktur mittels Laser, die eine sehr genaue Punktbehandlung ermöglicht. Eine weitere Behandlungsmöglichkeit ist die

- Reflexzonenmassage: Hier werden verschiedene Techniken eingesetzt, wie Dehnung des Gewebes, Ohrmassage oder Akupressur, die mit Zeigefinger und Daumen oder mithilfe eines Massagestäbchens ausgeführt werden können.

Bewährte Indikationen

Die Ohrakupunktur hat ähnliche Indikationen wie die Körperakupunktur, z.B. bei Schmerzen, Schwindel, Hör- oder Sehproblemen und Schlafstörungen. Besonders bewährt hat sich die Ohrakupunktur in der Entwöhnungstherapie von Rauchen, Alkohol, Drogen oder Esssucht. Hierbei spielen die sogenannten psychogenen Punkte (in der Abb. blau) eine besondere Rolle. Sie wirken vor allem vegetativ ausgleichend.
Mögliche Kontraindikationen: schwere psychische Erkrankungen, Herzerkrankungen sowie Schwangerschaft.

Was Sie selbst tun können

Massieren Sie täglich Ihr Ohr in kleinen kreisenden Bewegungen einige Minuten lang. Sie können sich auch die Punkte für die Wirbelsäule suchen und diesen Bereich gezielt »bearbeiten«, wenn Sie Rückenschmerzen haben.
Am Ende der Ohrmassage streichen Sie dreimal – beginnend hinter den Ohren – an der Halswirbelsäule entlang nach unten bis zur Schlüsselbeingrube, um eventuelle Energiestaus abzuleiten.

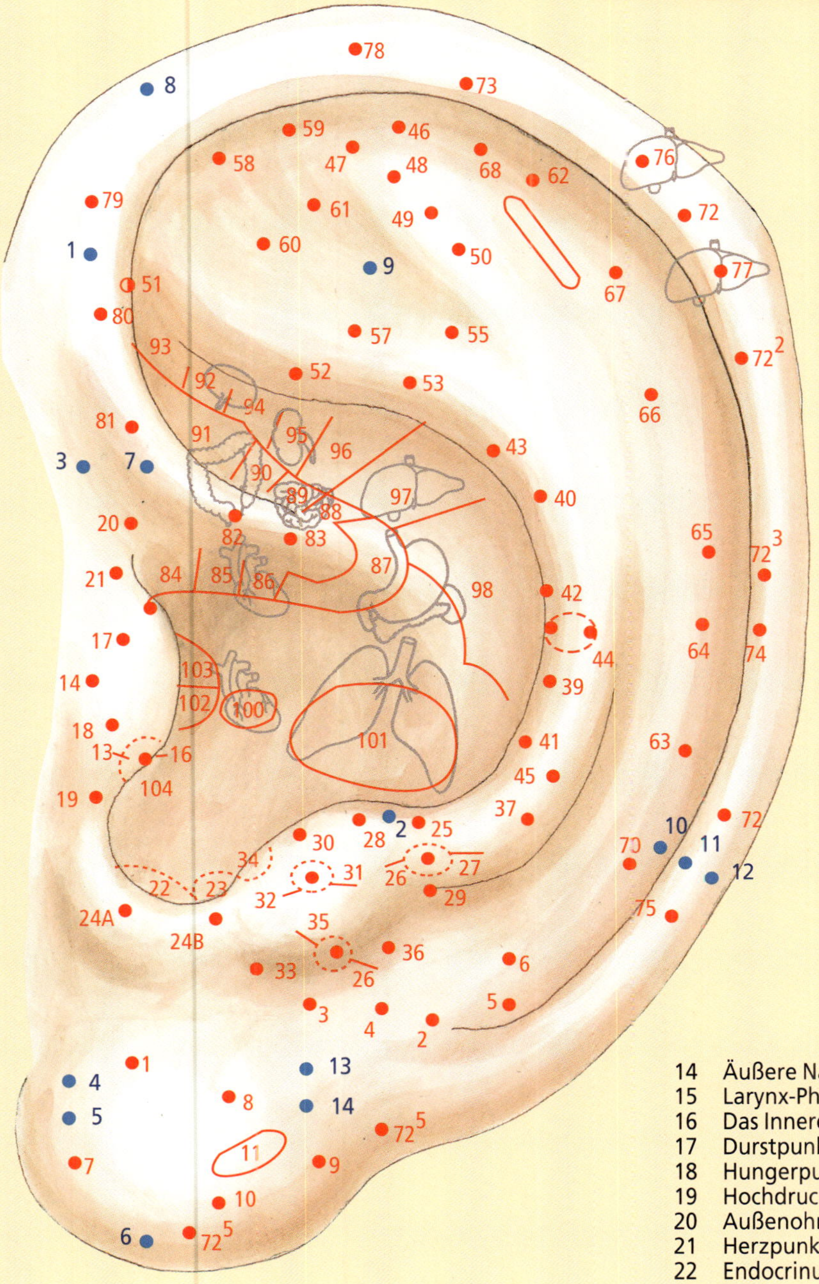

Namen der psychotropen Punkte (blau)

1 Vegetativum I
2 Vegetativum II
3 Frustration
4 Antiaggression
5 Angst
6 Ω Hauptpunkt
7 Ω 1
8 Ω 2
9 Shen Men
10 Polster
11 Jerome
12 Punkt der Begierde
13 Antidepression
14 Kummer

Namen der Punkte und Zonen (rot)

1 Narkosepunkt bei Zahnextraktionen
2 Gaumen
3 Mundboden
4 Zunge
5 Maxilla
6 Mandibula
7 Narkosepunkt
8 Auge
9 Innenohr
10 Mandeln IV
11 Wange
12 Tragusgipfel
13 Nebennieren
14 Äußere Nase
15 Larynx-Pharynx
16 Das Innere der Nase
17 Durstpunkt
18 Hungerpunkt
19 Hochdruckpunkt
20 Außenohr
21 Herzpunkt
22 Endocrinum
23 Ovar
24a Auge I
24b Auge II
25 Hirnstamm
26 Zahnschmerzpunkt
27 Zähne und Rachen
28 Gehirnpunkt
29 Hinterhaupt
30 Parotis
31 Asthma
32 Hoden
33 Stirn
34 Graue Substanz
35 Sonne
36 Kopfscheitel
37 Halswirbelsäule
38 Kreuz- und Steißbeinwirbel
39 Brustwirbelsäule
40 Lendenwirbelsäule
41 Hals
42 Thorax
43 Abdomen
44 Mamma
45 Thyreoidea
46 Zehe
47 Ferse
48 Knöchel
49 Kniegelenk
50 Hüftgelenk
51 Vegetativum
52 Nervus ischiadicus
53 Gesäß
54 Lenden-Schmerzpunkt
55 Tor der Götter
56 Unterleibsbereich
57 Hüfte
58 Uterus
59 Blutdrucksenkender Punkt
60 Dyspnoe
61 Hepatitispunkt
62 Finger
63 Clavicula
64 Schultergelenk
65 Schulter
66 Ellbogen
67 Handwurzel
68 Appendix
69 Appendix II
70 Appendix III
71 Urtikaria Bezirk
72/1–6 Helix I – VI
73 Mandeln I
74 Mandeln II
75 Mandeln III
76 Leber I
77 Leber II
78 Ohrspitze
79 Äußere Genitalien
80 Urethra
81 Rektum
82 Zwerchfell
83 Nullpunkt des Solarplexus
84 Mund
85 Oesophagus
86 Cardia
87 Magen
88 Duodenum
89 Dünndarm
90 Appendix IV
91 Colon
92 Blase
93 Prostata
94 Ureter
95 Niere
96 Bauchspeicheldrüse und Gallenblase
97 Leber
98 Milz
98a Muskelentspannungspunkt
99/100 Herz
101 Lunge
102 Bronchus
103 Trachea
104 Oberer Brustbereich
105 Blutdrucksenkende Furche
106 Unterer Rücken
107 Oberer Rücken
108 Mittlerer Rücken

Die energetische Beziehung der Zähne zum Gesamtorganismus

Alle Lebensvorgänge in unserem Körper stehen miteinander in Beziehung. Deshalb ist es für Diagnose wie Therapie wichtig, diese Verbindungen zu kennen. Es gibt kaum mehr Zweifel daran, dass der Zustand des Zahn- und Kieferbereichs vor allem bei chronischen Erkrankungen eine große Bedeutung hat. Dieser Bereich ist nicht vom Rest des Körpers isoliert, sondern steht in engem Zusammenhang mit dem Gesamtorganismus. Besonders bei therapieresistenten chronischen Erkrankungen sollte der Zahnbereich genau unter die Lupe genommen werden. Die Bedeutung von Zahnherden, d. h. entzündeten, vereiterten Zähnen, für das Immunsystem ist allgemein bekannt. Diese Herde können sehr lange im Untergrund schwelen, bevor sie entdeckt werden. Das Immunsystem führt somit einen Dauerkampf gegen Erreger. Die dadurch geschwächte Immunkraft steht nicht mehr für andere Abwehraufgaben zur Verfügung. Ganzheitlich arbeitende Therapeuten gehen deswegen oft bei schweren Erkrankungen wie Krebs davon aus, dass sich im Körper Herde befinden, die zu einer latenten Schwächung des Organismus führen. Ebenso wie bei der Hand- und Fußreflexzonenmassage oder bei der Ohrakupunktur wird davon ausgegangen, dass jeder Zahn eine Beziehung zu einem bestimmten Organbereich, Körperteil und zu einem entsprechenden Meridian hat.
Der deutsche Arzt Dr. Voll und seine Mitarbeiter entwickelten ein elektrisches Gerät, mit dem auf der Basis der Akupunktur die Wechselwirkung zwischen Zahn- und Kiefergebiet und dem übrigen Organismus messbar gemacht werden kann. Es zeigt sich nämlich, dass sich Herde im Zahnbereich auf die Organe schädlich auswirken und umgekehrt, also auch erkrankte Organe und Gewebe Einfluss auf die Widerstandskraft des entsprechenden Zahn-Kiefer-Segments haben. Viele naturheilkundlich tätige Zahnärzte arbeiten deshalb mit Elektroakupunkturgeräten, um eine energetische Schwächung herausfinden und behandeln zu können. Auch die Muskeltests aus der Kinesiologie zeigen gute Ergebnisse, wenn es um das Herausfinden von Störfeldern durch beherdete, wurzeltote oder amalgambelastete Zähne geht.

Chronische Organerkrankungen

können sich im Mund manifestieren, z. B.:

- Schmerzhafte Entzündungen im Zahn- und Schleimhautbereich
- Stärker freiliegende und schmerzhafte Zahnhälse
- Lockerung der Zähne.

Störherde im Mundbereich

können sich auf Organe auswirken, z. B.:

- Amalgambelastete Zähne
- Zähne mit toten Wurzeln
- Parodontose
- Zahnreste, die im Kiefer verblieben sind
- Entzündungsreste von entfernten, vereiterten Zähnen.

Nicht jeder Störherd muss automatisch zu einer Manifestation im Organismus führen. Entscheidend ist vielmehr der Zustand des Immunsystems, ob der Körper mit einem Problemen fertig wird oder nicht. Die Elektroakupunktur (EAP) dient diagnostischen und therapeutischen Zwecken. Damit kann man den Energiefluss in den Meridianen beeinflussen und die Eigenregulation sowie die eigenen Heilkräfte anregen.
Durch die vom HNO-Arzt Dr. Gleditsch entwickelte Mundakupunktur – basierend auf der klassischen Akupunktur – hat die Forschung auf diesem Gebiet Fortschritte gemacht. Die Punkte, die behandelt werden, liegen in der Mundschleimhaut. Dieses Reflexgebiet im Mund basiert ebenso wie z. B. die Hand- und Fußreflexologie auf der Vorstellung, dass sich alle inneren Prozesse nach außen projizieren. Weitergeführt wurde die Mundakupunktur durch den Begründer der Energetischen Terminalpunkt-Diagnose, Peter Mandel. Er entwickelte eine spezielle Farbpunktur auf der Basis einer festgelegten Farbgebung der Zähne. Über die Zähne bzw. die entsprechenden Punkte in der Mundschleimhaut kann man so mit einer speziellen Farbbestrahlung auf innere Organe und Gewebe einwirken.

Was Sie selbst tun können

Weiß man, dass Störherde wie Entzündungen, Parodontose oder tote Zähne sich auf den ganzen Körper auswirken können, wird die Bedeutung einer guten Mundhygiene klar. Wechseln Sie nicht nur Ihre Zahnbürste häufig, sondern benutzen Sie auch andere Hilfsmittel wie Zahnseide, um Ablagerungen zwischen den Zähnen zu vermeiden. Gerade in diesem Bereich finden Bakterien und schädliche Mikroorganismen den besten Nährboden. Einen wichtigen Stellenwert hat auch die Ernährung. Zucker, Kaffee, Zigaretten und säurehaltige Nahrungs- und vor allem Genussmittel verändern das Milieu der Mundschleimhaut und begünstigen Entzündungen und auch degenerative Veränderungen der Zahnsubstanz. Da es sich hier meist um Langzeitschäden handelt, sollten Sie darauf achten, auch wenn Sie keinerlei Beschwerden haben. Denken Sie vor allem bei lang anhaltenden chronischen Beschwerden daran, einen Zahnarzt aufzusuchen, der diese ganzheitliche Denkweise berücksichtigt. Lassen Sie bei Amalgamfüllungen testen, ob ein Störherd vorliegen kann.

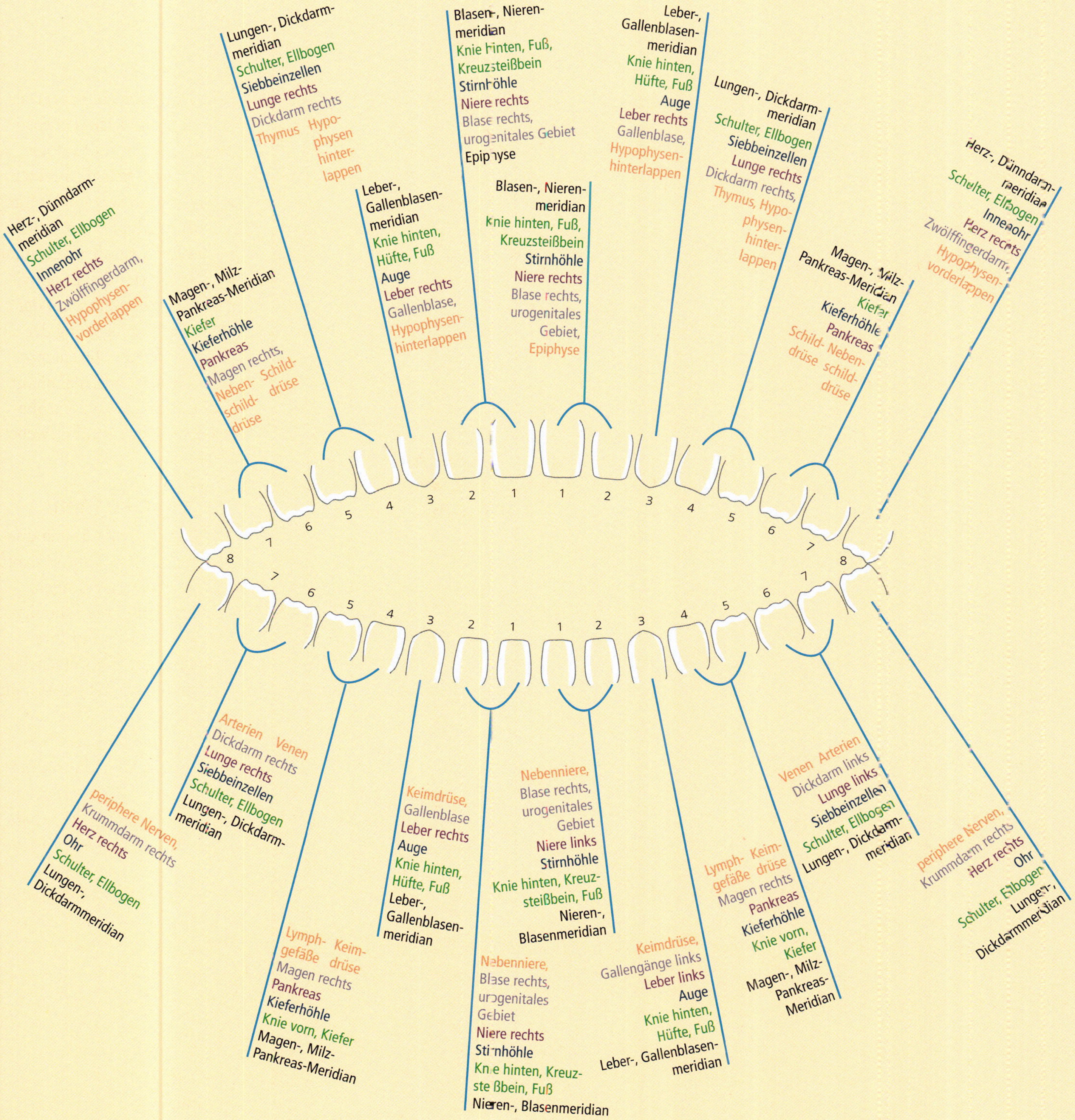
Herz-, Dünndarm-meridian
Schulter, Ellbogen
Innenohr
Herz rechts
Zwölffingerdarm,
Hypophysen-vorderlappen
Magen-, Milz-Pankreas-Meridian
Kiefer
Kieferhöhle
Pankreas
Magen rechts,
Neben-schild-drüse
Schild-drüse
Lungen-, Dickdarm-meridian
Schulter, Ellbogen
Siebbeinzellen
Lunge rechts
Dickdarm rechts
Thymus
Hypo-physen-hinter-lappen
Leber-, Gallenblasen-meridian
Knie hinten, Hüfte, Fuß
Auge
Leber rechts
Gallenblase,
Hypophysen-hinterlappen
Blasen-, Nieren-meridian
Knie hinten, Fuß, Kreuzsteißbein
Stirnhöhle
Niere rechts
Blase rechts, urogenitales Gebiet
Epiphyse
Blasen-, Nieren-meridian
Knie hinten, Fuß, Kreuzsteißbein
Stirnhöhle
Niere rechts
Blase rechts, urogenitales Gebiet,
Epiphyse
Leber-, Gallenblasen-meridian
Knie hinten, Hüfte, Fuß
Auge
Leber rechts
Gallenblase,
Hypophysen-hinterlappen
Lungen-, Dickdarm-meridian
Schulter, Ellbogen
Siebbeinzellen
Lunge rechts
Dickdarm rechts,
Thymus, Hypo-physen-hinter-lappen
Magen-, Milz-Pankreas-Meridian
Kiefer
Kieferhöhle
Pankreas
Schild-drüse
Neben-schild-drüse
Herz-, Dünndarm-meridian
Schulter, Ellbogen
Innenohr
Herz rechts
Zwölffingerdarm,
Hypophysen-vorderlappen
8 7 6 5 4 3 2 1 1 2 3 4 5 6 7 8
8 7 6 5 4 3 2 1 1 2 3 4 5 6 7 8
periphere Nerven,
Krummdarm rechts
Herz rechts
Ohr
Schulter, Ellbogen
Lungen-, Dickdarmmeridian
Arterien
Venen
Dickdarm rechts
Lunge rechts
Siebbeinzellen
Schulter, Ellbogen
Lungen-, Dickdarm-meridian
Lymph-gefäße
Keim-drüse
Magen rechts
Pankreas
Kieferhöhle
Knie vorn, Kiefer
Magen-, Milz-Pankreas-Meridian
Keimdrüse,
Gallenblase
Leber rechts
Auge
Knie hinten, Hüfte, Fuß
Leber-, Gallenblasen-meridian
Nebenniere,
Blase rechts, urogenitales Gebiet
Niere rechts
Stirnhöhle
Knie hinten, Kreuz-steißbein, Fuß
Nieren-, Blasenmeridian
Nebenniere,
Blase rechts, urogenitales Gebiet
Niere links
Stirnhöhle
Knie hinten, Kreuz-steißbein, Fuß
Nieren-, Blasenmeridian
Keimdrüse,
Gallengänge links
Leber links
Auge
Knie hinten, Hüfte, Fuß
Leber-, Gallenblasen-meridian
Lymph-gefäße
Keim-drüse
Magen rechts
Pankreas
Kieferhöhle
Knie vorn, Kiefer
Magen-, Milz-Pankreas-Meridian
Venen
Arterien
Dickdarm links
Lunge links
Siebbeinzellen
Schulter, Ellbogen
Lungen-, Dickdarm-meridian
periphere Nerven,
Krummdarm rechts
Herz rechts
Ohr
Schulter, Ellbogen
Lungen-,
Dickdarmmeridian

Die Organuhr

Rhythmus ist Leben

Tag- und Nachtrhythmus, Herzrhythmus oder Atemrhythmus zählen zu den Rhythmen im menschlichen Körper, die am deutlichsten erkennbar sind. Daneben gibt es unzählige Vorgänge, die ebenfalls rhythmisch ablaufen. So wird uns wohl kaum bewusst, dass sogar beim Einatmen im rhythmischen Wechsel jeweils ein Nasenloch bevorzugt wird. Unsere Gesundheit hängt in hohem Maße davon ab, dass diese wiederkehrenden Prozesse nicht allzu sehr gestört werden. Das gilt für den Schlafrhythmus genauso wie für den Rhythmus zwischen Anspannung und Entspannung. Kippt dieses Gleichgewicht über einen längeren Zeitraum, kommt es nicht nur zu körperlichen Beschwerden von Muskelverspannungen bis zu Herzproblemen, sondern auch zu psychischen Problemen. Ganz natürlich strebt deshalb alles in unserem Organismus nach Ausgleich und Harmonie, d. h. wir werden notfalls durch eine Magenverstimmung oder einen grippalen Infekt zur Ruhe gezwungen, wenn wir uns zu lange den körpereigenen Rhythmen widersetzen. In der östlichen Denkweise ist dieses Wissen stark verankert. So zeigt sich zum Beispiel im Yin-und-Yang-Zeichen, dass alles in einer ständigen rhythmischen Bewegung ist. Das dunkle Feld steht für die Yin-Energie, das helle für die Yang-Energie (siehe Seite 6). Schauen wir uns die Form im Inneren des Kreises genauer an, erkennen wir, dass jeweils eine ansteigende Kraft dargestellt ist, die an ihrem Höhepunkt ins Gegenteil umschwingt. Diese Wandlung ist durch den Punkt in der gegenteiligen Farbe symbolisiert.

Meridianenergie im Rhythmus

Jeder der zwölf Meridiane wird innerhalb von 24 Stunden in einer bestimmten Reihenfolge jeweils für zwei Stunden intensiver als sonst von Lebensenergie durchströmt. An der abgebildeten Organuhr können Sie die Beziehung zwischen Meridianen und Organen einerseits und den Zeitraum ihrer höchsten Energieversorgung andererseits erkennen. Die Lebenskraft (Qi-Energie) steht in dem entsprechenden Zeitraum im Zenit des jeweiligen Organsystems. Ist ein Organ sehr belastet und der Fluss der Lebenskraft damit beeinträchtigt, treten während dieser Zeit vermehrt Probleme auf. Bei Schlaflosigkeit sollte man zum Beispiel darauf achten, ob es sich mehr um ein Einschlafproblem zwischen 21 und 23 Uhr handelt, die Zeit des Dreifach-Erwärmers, oder ob die Schlaflosigkeit eher zwischen 23 und 1 Uhr auftaucht, in der Zeit des Gallenblasenmeridians. Ein typisches Beispiel ist das Erwachen zwischen 1 und 3 Uhr morgens, wenn der Lebermeridian verstärkt mit Energie versorgt wird. Bei einer starken Leberbelastung z. B. durch zu viel Alkohol oder zu fettes Essen am Vorabend kann sich die Leber um diese Zeit bemerkbar machen. Es kommt zu einem Energiestau. Druckgefühl, Schmerzen, ein unruhiges Nervensystem oder ein schwerer Traum führen schließlich zum Erwachen. Da in der jeweils gegenüberliegenden Uhrzeit der entsprechende Meridian am schwächsten energetisch versorgt wird, kann es in der Zeit von 13 bis 15 Uhr besonders nach fettem Essen zu starker Müdigkeit und Energielosigkeit kommen. Um die Ursache von Störungen herauszufinden, kann es deshalb sehr hilfreich sein, darauf zu achten, ob die Symptome jeweils zur gleichen Zeit auftreten. Staut sich die Energie im Lebermeridian, entsteht also ein Füllezustand, kann es im nachfolgenden Meridian zu einer Leere kommen, die ebenfalls Probleme verursachen kann. Es ist also nicht ganz einfach, die wirkliche Ursache eines Symptoms oder einer Krankheit zu finden. In jedem Fall gibt – für die Diagnosefindung im Sinne der Chinesischen Medizin oder auch der Homöopathie – die Zeit, in der die Beschwerden auftreten, einen wichtigen Hinweis. Der rhythmische Energiefluss im Lauf eines Tages bzw. einer Nacht erklärt auch, warum dem Menschen die Umstellung auf eine andere Uhrzeit bei

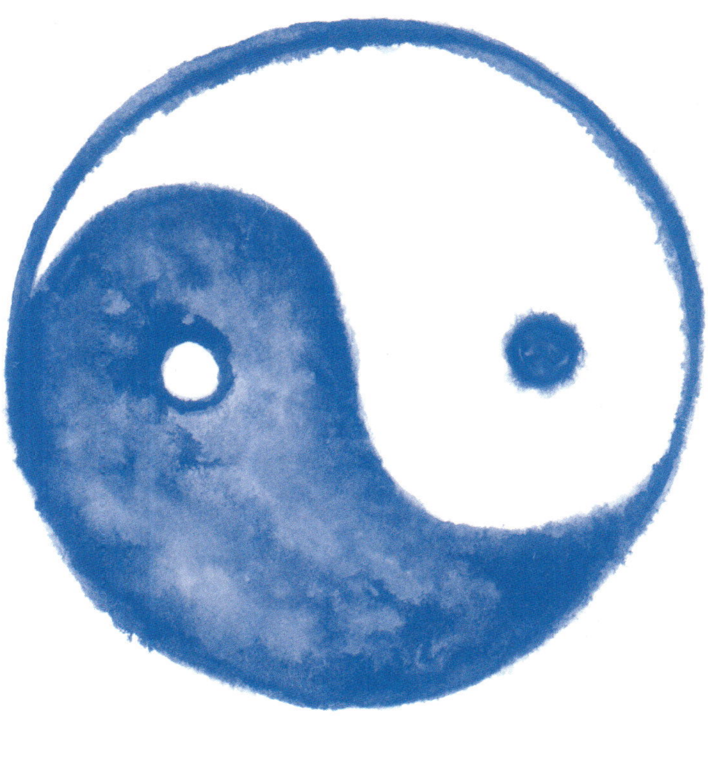

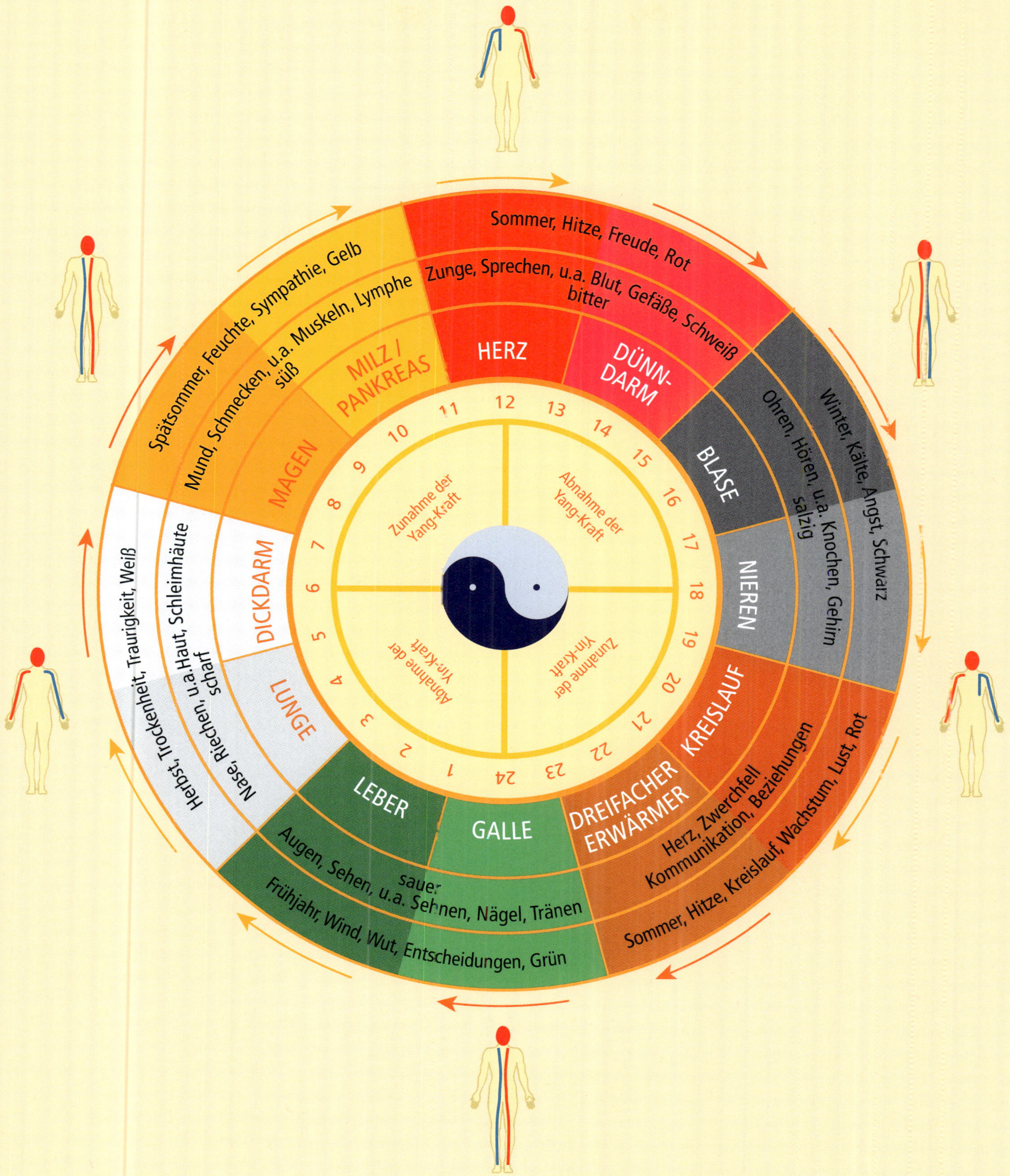
Sommer, Hitze, Freude, Rot
Zunge, Sprechen, u.a. Blut, Gefäße, Schweiß
bitter
HERZ
DÜNN-DARM
Winter, Kälte, Angst, Schwarz
Ohren, Hören, u.a. Knochen, Gehirn
salzig
BLASE
NIEREN
Sommer, Hitze, Kreislauf, Wachstum, Lust, Rot
Herz, Zwerchfell
Kommunikation, Beziehungen
KREISLAUF
DREIFACHER ERWÄRMER
Frühjahr, Wind, Wut, Entscheidungen, Grün
Augen, Sehen, u.a. Sehnen, Nägel, Tränen
sauer
LEBER
GALLE
Herbst, Trockenheit, Traurigkeit, Weiß
Nase, Riechen, u.a. Haut, Schleimhäute
scharf
DICKDARM
LUNGE
Spätsommer, Feuchte, Sympathie, Gelb
Mund, Schmecken, u.a. Muskeln, Lymphe
süß
MAGEN
MILZ / PANKREAS
1 2 3 4 5 6 7 8 9 10 11 12 13 14 15 16 17 18 19 20 21 22 23 24
Zunahme der Yang-Kraft
Abnahme der Yang-Kraft
Zunahme der Yin-Kraft
Abnahme der Yin-Kraft

Fernreisen, ja sogar die Verschiebung um nur eine Stunde auf Sommer- oder Winterzeit, nicht leichtfällt.

Was Sie selbst tun können

- Energetische Prozesse im Körper unterstützen, indem Sie die Meridian-Aktivität beachten, oder z. B. durch regelmäßige Meridian-Aktivierung (siehe Seite 24 f.)
- Störungen frühzeitig wahrnehmen und die Selbstheilungskräfte aktivieren, z. B. mithilfe von Tees, Wasseranwendungen, etc.

In der Zeit der maximalen Energieversorgung eines Meridians ist das dazugehörige Organ in der Regel am leichtesten in der Lage, Anregungen wie z. B. ein Medikament oder eine Massage aufzunehmen und umzusetzen. In der jeweils gegenüberliegenden Zeit des minimalen Energieflusses ist es hilfreich, ein überlastetes Organ zu beruhigen. Der altbewährte Leberwickel mithilfe eines feuchtwarmen Tuchs wird deshalb vor allem in der Zeit zwischen 13 und 15 Uhr empfohlen. Aber auch ein Lebertee passt gut in diese Zeit. Lebermedikamente sollten dann sehr niedrig dosiert werden, damit das Organ mit einer geschwächten Energie noch darauf reagieren kann.

Ein anderes Beispiel ist die Anregung der Dickdarmtätigkeit in der Zeit zwischen 5 und 7 Uhr morgens. In dieser Zeit, oder zumindest nicht wesentlich später, sollte es zu einer Entleerung des Dickdarms kommen. Jedenfalls sollte man dem Körper wenigstens die Chance geben, diesem Impuls nachzugeben und ihn nicht durch übermäßige Hetze oder Stress schon am Frühstückstisch zu unterdrücken. In jedem Fall wäre es hilfreich, eine Anregung aus der Ayurveda-Medizin aufzunehmen und um diese Zeit ein bis zwei Tassen heißes (möglichst zehn Minuten abgekochtes Wasser) zu trinken, um den Dickdarm anzuregen.

Übungen zur Dehnung des jeweiligen Meridianbereiches können Sie z. B. zur Zeit des maximalen Energieflusses dynamischer durchführen. Das gleiche gilt für Streichmassagen entlang des Meridian-Verlaufes (siehe Seite 24). Auch hier sollten Sie spüren, ob ein sanfter oder kräftiger Druck angebracht ist.

Die Zeitspanne, in der die Energie des Organs im Zenit steht, ist für Dehnübungen des jeweiligen Meridian-Bereiches ideal (siehe Seite 24 f.). Durch diese Dehnung können Blockaden beseitigt werden, die durch eine verspannte Muskulatur entstanden sind. Die Energie kann wieder besser durch den Körper fließen und die entsprechenden Organe und Gewebe versorgen. Beispielsweise wirken Rückenübungen zwischen 15 und 17 Uhr positiv auf die Blase. Der Blasenmeridian verläuft an der ganzen Wirbelsäule entlang und wird in dieser Zeit verstärkt mit Energie versorgt. Störungen im Bereich der Blase hängen sehr oft mit Rückenverspannungen, also Energieblockaden, zusammen.

Um den Energiefluss im Herzmeridian zu entlasten, empfiehlt es sich z. B. in Zeiten von Stress und Anspannung, keine schweren, fetten Mahlzeiten zu sich zu nehmen, um den Organismus nicht zu sehr zu belasten. Denn genau in der Mittagszeit von 11 bis 13 Uhr wird der Herzmeridian verstärkt mit Energie versorgt. Schon ein schwieriges Gespräch beim Mittagessen kann das Herz belasten und zu Beschwerden führen. Genau in der gegenüberliegenden Zeit zwischen 23 Uhr und 1 Uhr morgens ist der Energiefluss am schwächsten; in dieser Zeit kommt es deshalb auch häufig zu Herzinfarkten. Um dies zu verhindern, gibt es in der Chinesischen Medizin eine Fülle von Empfehlungen, wie man das Feuerelement stärken kann, das den Herzmeridian regiert. Dazu gehören beispielsweise Gefühle wie Freude, Liebe, Enthusiasmus und Lebensfreude. Genauso kann sich ein organisches Problem durch wiederkehrende Gefühlszustände in der Zeit des maximalen oder minimalen Energieflusses des jeweiligen Meridians zeigen.

Die Chinesische Medizin legt deshalb besonderen Wert auf vorbeugende Maßnahmen wie Tees, Ernährung nach den Fünf Elementen oder Meridian-Massagen, die im günstigsten Fall zur jeweiligen Meridian-Zeit verabreicht werden.

Energie der Fünf Elemente in der Ernährung

Jedem Element wird eine Geschmacksrichtung zugeordnet, die im täglichen Ernährungsplan einen Platz finden sollte, wenn möglich in der Zeit des Funktionskreislaufes.

Das Scharfe – Metall

Lunge-Dickdarm, 3 bis 7 Uhr

Scharfe Nahrungsmittel bringen Hitze, öffnen die Poren, regen zur Ausscheidung an und aktivieren. In Maßen eingesetzt wirken sie Stauungen im Organismus entgegen. Heißes Ingwerwasser leistet hier gute Dienste.

Beispiele für scharfe Geschmacksqualität: Hafer, Reis; Frühlingszwiebeln, Lauch, Meerrettich; Radieschen, Kohlrabi; Hase, Gans, Pute, Fasan, Wildschwein; Harzer Käse, Schimmelkäse; Kresse, Basilikum, Dill, Ingwer, Knoblauch, Senf, Chili, Curry, Muskat, Pfeffer; Pfefferminztee, Wodka, Yogitee

Das Süße – Erde

Magen-Milz-Pankreas, 7 bis 11 Uhr

Süße Nahrungsmittel (verschiedene Getreide, süß schmeckende Gemüse, Honig etc.) wie z. B. der süße Brei oder das Müsli zum Frühstück, wirken ausgleichend, befeuchtend und Qi-aufbauend. Süßes wirkt beruhigend auf die Nerven, stärkt die Mitte.

Beispiele für süße Geschmacksqualität: Amaranth, Süßreis, Hirse, Mais, Gerste; Kokosmilch, Butter, Ei, Käse, Kuhmilch, Sahne; Aprikosen, Pfirsiche, Rosinen, Süßkirschen, Datteln, Feigen, Weintrauben; Fenchel, Avocados, Erbsen, Karotten, Kartoffeln, Auberginen, Brokkoli, Blumenkohl, Zucchini; Nüsse, Sonnenblumenkerne, Pinienkerne, Mandeln; Safran, Vanille; Apfelsaft, Gemüsesaft, Honigwein, Malzbier, Likör

Das Bittere – Feuer

Herz-Dünndarm, 11 bis 15 Uhr

Der bittere Geschmack wirkt trocknend und allgemein dämpfend. Bitteres leitet

Feuchtigkeit und auch Hitze heraus, wirkt ausgleichend und hilft beim Stressabbau. Bitterstoffe nach dem Mittagessen helfen bei der Verdauung.
Beispiele für bittere Geschmacksqualität: Buchweizen, Roggen; Hammel, Lamm, Schafe, Ziege, Gegrilltes; Schafskäse, Ziegenkäse, Ziegenmilch; Holunderbeeren, Grapefruit, Quitten; Feldsalat, Rosenkohl; Beifuß, Kurkuma, Kakao, Mohn, Oregano, Rosmarin, Thymian, Salbei; Kaffee, Rotwein, Bitterlikör, Pils, grüner Tee, schwarzer Tee

Das Saure – Holz

Leber-Gallenblase, 23 bis 3 Uhr
Sauer wirkt erfrischend, abkühlend, zusammenziehend. Dies bewirkt eine Konzentration der Körpersäfte und einen Aufbau von Energie. Um Leber und Galle in diesen Genuss zu bringen, können Sie zum Ausgleich z. B. in der Zeit des schwächsten Energieflusses zwischen 11 und 15 Uhr ein Glas frisch gepressten Orangen- oder Zitronensaft trinken.
Beispiele für saure Geschmacksqualität: Grünkern, Dinkel, Weizen; Huhn, Ente; Dickmilch, Frischkäse, Yoghurt, Quark, saure Sahne; Ananas, Kiwis, Rhabarber, Zitronen, saure Äpfel, Brombeeren; Sauerkraut, Sauerampfer, Tomaten; Essig, Petersilie; Champagner, Prosecco, Weißwein, Weizenbier, Fruchtsäfte

Das Salzige – Wasser

Niere-Blase, 15 bis 19 Uhr
Das Salzige wirkt in kleineren Mengen befeuchtend und schleimlösend, in größeren Mengen bindet es Wasser und führt zu Stauungen (z. B. hoher Blutdruck).
Da Salz in fast allen Nahrungsmitteln tendentiell in hoher Konzentration enthalten ist, sollte eher auf eine Reduzierung geachtet werden.
Beispiele für salzige Geschmacksqualität: Fisch und Meeresfrüchte, Hülsenfrüchte, Algen; Miso, Salz, Sojasauce; Mineralwasser

Die Kraft der Vorstellung nutzen

Beginnen Sie mit einer rhythmischen Atemübung, bevor Sie sich der nachfolgenden Visualisierungsübung zuwenden:

Wechselatmung (Nadi-sodhana)

- Setzen Sie sich aufrecht hin, neigen Sie den Kopf etwas zum Rumpf und legen Sie die linke Hand auf den Oberschenkel.
- Legen Sie den Daumen der rechten Hand leicht an das rechte Nasenloch, Zeige- und Mittelfinger liegen an der Handfläche, Ringfinger und kleiner Finger verschließen das linke Nasenloch.
- Atmen Sie durch das rechte Nasenloch ein, halten Sie den Atem an und verschließen Sie dabei beide Nasenlöcher und atmen Sie dann durch das linke Nasenloch aus.
- Atmen Sie links ein, verschließen Sie dabei das rechte Nasenloch, halten Sie eine Atempause und atmen Sie rechts aus. Sie atmen also jeweils durch dasselbe Nasenloch ein, durch das Sie ausgeatmet haben.
- Wiederholen Sie diese Atembewegung rhythmisch mehrmals, zählen Sie z. B. 1 – ein, 2 – halten und 2 – aus; oder 2 – ein, 4 – halten und 4 – aus.

Meridian	maximaler Energiefluss	minimaler Energiefluss
Leber	01.00–03.00 Uhr	13.00–15.00 Uhr
Lunge	03.00–05.00 Uhr	15.00–17.00 Uhr
Dickdarm	05.00–07.00 Uhr	17.00–19.00 Uhr
Magen	07.00–09.00 Uhr	19.00–21.00 Uhr
Milz/Pankreas	09.00–11.00 Uhr	21.00–23.00 Uhr
Herz	11.00–13.00 Uhr	23.00–01.00 Uhr
Dünndarm	13.00–15.00 Uhr	01.00–03.00 Uhr
Blase	15.00–17.00 Uhr	03.00–05.00 Uhr
Nieren	17.00–19.00 Uhr	05.00–07.00 Uhr
Meister des Herzens	19.00–21.00 Uhr	07.00–09.00 Uhr
Dreifacher Erwärmer	21.00–23.00 Uhr	09.00–11.00 Uhr
Gallenblase	23.00–01.00 Uhr	11.00 –13.00 Uhr

Visualisierungsübung

Betrachten Sie die Darstellung der einzelnen Meridiane (für einen ersten Überblick die schematische Darstellung des Energieflusses am Rand der Organuhr) und versuchen Sie sich den Verlauf vorzustellen.

- Legen Sie sich bequem hin, schließen Sie die Augen. Stellen Sie sich vor, Sie stehen am Meeresstrand und beobachten die Wellen, wie sie kommen und gehen. Stellen Sie sich vor, wie diese Wellen rhythmisch auch Ihren Körper durchfließen und mit Energie versorgen. Verfolgen Sie den Verlauf der Welle von den Füßen bis hinauf zum Kopf und wieder zurück zu den Füßen, bereits gefolgt von der nächsten Welle.
- Jedes Mal, wenn die Welle einen Körperteil erreicht, spüren Sie dort einen Zuwachs an Energie.
- Wenn Sie einen Meridian besonders mit Energie versorgen möchten, konzentrieren Sie sich eine Weile darauf. Wenn Sie die Übung häufiger wiederholen, werden Sie vielleicht in diesem Bereich ein Gefühl von Wärme oder ein leichtes Kribbeln spüren.
- Sollten Sie eine Anspannung oder gar einen Schmerz spüren, legen Sie die Hände an die entsprechende Stelle oder bitten Sie einen vertrauten Menschen, dies zu tun.
- Stellen Sie sich vor, wie es ruhiger wird, entspannter und wie Stauungen gelöst werden und die Energie wieder in Fluss kommt.

Im Lauf der Zeit werden Sie immer genauer spüren, ob Sie mithilfe dieser Visualisierungsübung den Energiefluss anregen, Blockaden beseitigen oder ein Organ eher beruhigen möchten.

Akupressur

Die Akupressur basiert auf der Lehre der Akupunktur, kommt also aus der Chinesischen Medizin. Auch ihr Ziel ist die Harmonisierung des Lebensenergieflusses. Sie dient eher der Gesundheitsvorsorge als der Behandlung einer bereits manifesten Krankheit. Da die Chinesische Medizin genauso wie die indische Ayurveda-, die abendländische alchimistische Medizin und auch die Homöopathie davon ausgeht, dass jeder Krankheit ein Ungleichgewicht im Fluss der Lebensenergie vorausgeht, kommt dieser Behandlung bei der Vorbeugung eine wichtige Rolle zu. Aber erfahrenen Behandlern gelingt es durchaus, mittels der Akupressur tief greifend auf den Körper einzuwirken und auch bereits bestehende Beschwerdebilder zu verändern.
Wie bei der Akupunktur versucht man auch bei der Akupressur, den Energiefluss durch eine Behandlung über die Körperoberfläche zu beeinflussen. Wie der Name sagt, werden hierbei die Punkte nicht gestochen, sondern gedrückt bzw. geklopft. Genauso wie bei der Akupunktur kann beruhigt (sediert) oder angeregt (tonisiert) werden.

Wirkungsweise

Ein Grund für die schmerzlindernde Wirkung, die sowohl bei der Akupunktur, der Akupressur und bei der Reflexzonenbehandlung wahrzunehmen ist, scheint die Ausschüttung von Endorphinen zu sein. Sie dämpfen die Schmerzempfindung, indem sie die Weiterleitung des Schmerzes an das Gehirn blockieren.
Darüber hinaus wirken sowohl die Akupunktur wie auch die Akupressur über das Nervensystem, über eine Art elektrischen Impuls auf die entsprechenden Gewebe und Organe. Mithilfe der Elektroakupunktur kann man beispielsweise feststellen, dass sich der elektrische Widerstand im Bereich der Akupunkturpunkte gegenüber dem umliegenden Gewebe verändert.

Als positive Auswirkungen der Akupressur gelten

- Schmerzreduzierung
- Bessere Durchblutung in den akupressierten Bereichen
- Entspannung über die Wärmeentwicklung durch die verbesserte Blutversorgung und die Nervenberuhigung
- Verbesserung des Stoffwechsels
- Verbesserte Ausscheidung von Schlacken
- Aktivierung des Lymphflusses.

Einschränkung

Infektiöse Hautkrankheiten, Verletzungen und offene Wunden, Risikoschwangerschaften, schwere Kreislauferkrankungen.

Mithilfe der Akupressur können viele Beschwerden wirksam behandelt werden. Voraussetzung dafür ist

- Eine genaue Kenntnis der Meridiane und Akupunkturpunkte
- Das Wissen, welcher Punkt bei welcher Indikation geeignet ist
- Das Wissen um die Wirkung der Akupressur (d. h., ob man beruhigend oder anregend arbeiten sollte)
- Die richtige Grifftechnik.

Akupressurtechniken

- Punktieren

Am entsprechenden Akupunkturpunkt werden mit dem Zeigefinger Klopfbewegungen gemacht.

- Drücken

Mit festem Hautkontakt werden kreisende Bewegungen um den Akupunkturpunkt gemacht (tonisierend/anregend im Uhrzeigersinn, Kreisbewegungen nach rechts; sedierend/dämpfend gegen den Uhrzeigersinn, Kreisbewegungen nach links).

- Effleurage

Man fährt mit dem Daumen entlang einer Linie oder Zone.

- Stäbchentechnik

Die Punkte werden mithilfe eines Rosenholz- oder Glasstäbchens gedrückt.

Was Sie selbst tun können

Auch bei der Akupressur möchten wir betonen, dass sie im Fall einer Krankheit oder einer schweren gesundheitlichen Problematik keine ärztliche oder naturheilkundliche Behandlung ersetzen, wohl aber unterstützen kann. In jedem Fall können Sie durch diese sanfte Heilbehandlung akute Schmerzsituationen lindern.
Sie kennen sicher alle die instinktive Art der Akupressur, die man anwendet, wenn man eine verletzte Körperstelle intensiv reibt oder fest dagegendrückt, um den Schmerz zu lindern und die Selbstheilungskräfte des Körpers zu aktivieren. Wenn Sie die Akupressur vorbeugend zur Erhaltung Ihrer Gesundheit anwenden wollen, sollten Sie zuerst einmal aufschreiben, welche Beschwerden Sie von Zeit zu Zeit haben, wo Ihre Schwachstellen liegen. Leiden Sie z. B. häufiger unter Verdauungsbeschwerden, so suchen Sie auf den nebenstehenden Abbildungen den Meridian, der mit dem entsprechenden Organbereich zusammenhängt. Bei den oben genannten Beschwerden wäre das z. B. der Leber- oder Gallenblasenmeridian. Wir haben auf den jeweiligen Meridianen einige Punkte eingezeichnet und ihre Wirkung beschrieben. Studieren Sie im Kapitel »Chinesische Medizin« (siehe Seite 6f.) die Beschreibungen zu den jeweiligen Meridianen sowie ihre Bedeutung. Folgen Sie so weit möglich mit den Händen dem Meridian-Verlauf, und massieren Sie dann einen oder mehrere der beschriebenen Punkte mit sanft kreisenden Bewegungen, oder üben Sie für ein paar Minuten einen sanften, aber spürbaren Druck aus. Sie sollten die Akupressur regelmäßig anwenden und sie nach und nach auch auf die Behandlung der übrigen Meridiane bzw. Akupressurpunkte ausweiten.

Auf den Abbildungen sind bewährte Akupressurpunkte eingezeichnet. Die entsprechenden Indikationen finden Sie auf Seite 36.

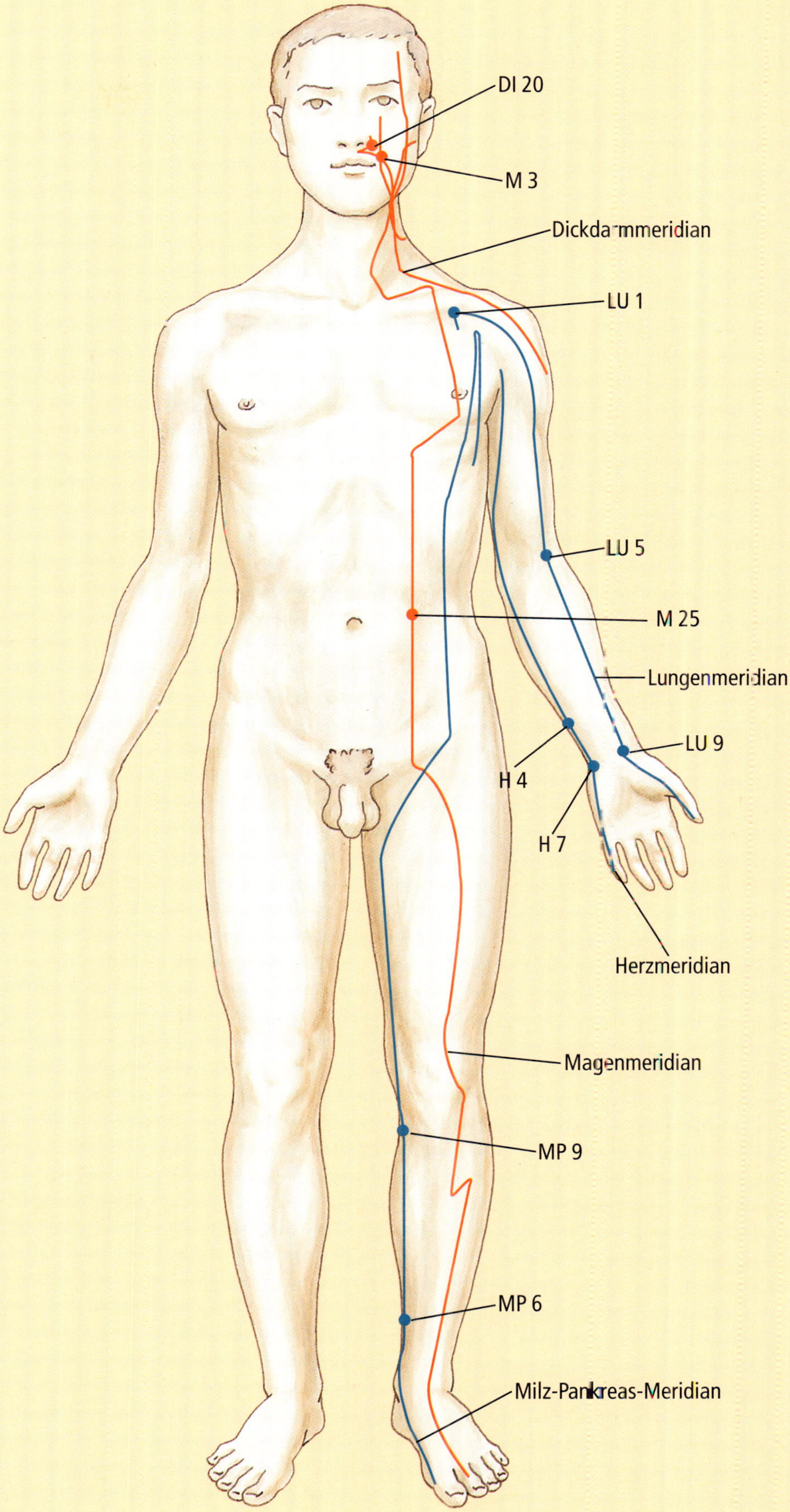
DI 20
M 3
Dickdarmmeridian
LU 1
LU 5
M 25
Lungenmeridian
LU 9
H 4
H 7
Herzmeridian
Magenmeridian
MP 9
MP 6
Milz-Pankreas-Meridian

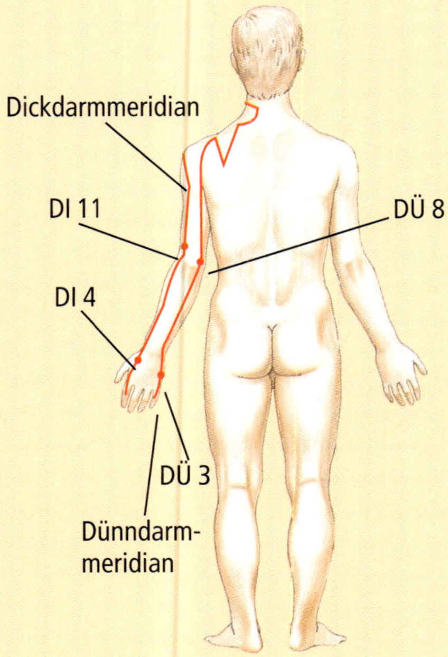
Dickdarmmeridian
DI 11
DÜ 8
DI 4
DÜ 3
Dünndarm-
meridian

Lungenmeridian

LU 1 – am unteren, äußeren Rand des Schlüsselbeins
Hilfreich bei: Husten, Asthma, Bronchitis, verstopfter Nase, verspannten Schultern
LU 5 – in der Ellbogenbeuge, auf einer Linie mit Daumen und LU 9
Hilfreich bei: verschleimter Lunge, rasselndem »nassem« Husten
LU 9 – am Daumenansatz in der Handgelenksbeuge, wo der Puls zu fühlen ist
Hilfreich bei: Erkältungen, Husten, Halsschmerzen

Dickdarmmeridian

DI 4 – auf dem Handrücken, im v-förmigen Teil zwischen Daumen und Zeigefinger
Hilfreich bei: beginnender Erkältung, Infektionen an Augen, Nase, Mund, Gesicht
Vorsicht: Nicht während der Schwangerschaft!
DI 11 – bei gebeugtem Arm am äußeren Ende der Ellbogenfalte
Hilfreich bei: entzündlichen Hauterkrankungen, Juckreiz, Darmbeschwerden, Menstruationsstörungen und bei sogenanntem Tennisarm
DI 20 – seitlich des Nasenflügels
Hilfreich bei: Nasenproblemen, wie verstopfter Nase oder Nasenbluten

Magenmeridian

M 3 – auf der Lachfalte zwischen Nase und Mund
Hilfreich bei: Augen- und Nasenproblemen, bei Verspannungen im Körper, bei nervösem Gesichtszucken; wirkt beruhigend
M 25 – auf dem Bauch, jeweils drei Fingerbreit neben dem Nabel
Hilfreich bei: Stauungen im Darmbereich, Darminfekten, -geräuschen, Durchfall

Milz-Pankreas-Meridian

MP 6 – am Innenbein, etwa vier Fingerbreit über der Spitze des Knöchels, hinter dem Schienbein
Hilfreich bei: Unterleibsbeschwerden, Menstruationsbeschwerden, Durchfall oder Verdauungsschwäche
Vorsicht: Nicht während der Schwangerschaft!
MP 9 – Schienbeininnenseite, unter der Verdickung am oberen Ende des Knochens, etwa drei Fingerbreit unter der Kniebeuge
Hilfreich bei: Wasserstauungen im Unterkörper, Menstruationsbeschwerden

Herzmeridian

H 4 – Unterarminnenseite, zwei Fingerbreit von der Handgelenksfalte zur Ellbeuge
Hilfreich bei: Halsschmerzen
H 7 – in der Handgelenksbeuge, direkt unter dem kleinen Finger unter der Sehne
Hilfreich bei: Herzbeschwerden, Unruhe, Reizbarkeit, Stress

Dünndarmmeridian

DÜ 3 – Hautfalte bei geschlossener Faust am Ende des Kleinfinger-Grundgelenks
Hilfreich bei: Fieber mit Husten, geröteten Augen, Nachtschweiß, Ohrgeräuschen
DÜ 8 – Armaußenseite am äußeren Ende des Ellbogengelenks
Hilfreich bei: Krämpfen, Schmerzen im Hals-Nacken-Bereich

Nierenmeridian

NI 3 – an der Innenseite des Fußes, zwischen dem oberen Ende des Fußknöchels und der Achillessehne
Hilfreich bei: Energieschwäche oder -stau, Kälte der Extremitäten, Schlafproblemen
NI 6 – am Innenfuß, ein Daumenbreit unter dem oberen Knöchelende, in einer Vertiefung zwischen zwei Sehnen
Hilfreich bei: Anspannung, Depression, Müdigkeit

Blasenmeridian

B 2 – am inneren Ende der Augenbraue
Hilfreich bei: Heuschnupfen, Nebenhöhlenentzündungen
B 60 – am Außenfuß, zwischen dem oberen Knöchelende und der Achillessehne
Hilfreich bei: Wirbelsäulenbeschwerden, Kopfschmerzen, Verkrampfungen

Kreislauf-Sexualität-Meridian

P 6 – drei Fingerbreit aufwärts von der Handgelenksbeuge, auf der Innenarm-Mittellinie zwischen zwei Sehnen
Hilfreich bei: Reisekrankheit, Übelkeit, Schmerzen in der Brust, Schlaflosigkeit

Dreifacher-Erwärmer-Meridian

3 E 3 – auf dem Handrücken, zwischen viertem und fünftem Fingeransatz
Hilfreich bei: Kopfschmerzen, Nackenschmerzen, Fieber
3 E 6 – Handrücken, drei Fingerbreit Richtung Ellbogen, zwischen Elle und Speiche
Hilfreich bei: Verstopfung

Lebermeridian

LE 1 – im Nagelwinkel des großen Zehs
Hilfreich bei: urogenitalen Beschwerden, ausbleibender Regel und Menstruationsproblemen
LE 3 – auf der Fußoberseite, in der v-förmigen Vertiefung zwischen den Knochen, die zum großen und zum zweiten Zeh führen
Hilfreich bei: Verspannungen, emotionalem Stress und Frustrationsgefühlen

Gallenblasenmeridian

Gb 14 – über dem Mittelpunkt der Augenbrauen
Hilfreich bei: Spannungskopfschmerzen, Augenproblemen
Gb 20 – am hinteren Nacken, unterhalb der Schädelbasis
Hilfreich bei: stressbedingten Verspannungen im Nacken-Schulter-Bereich
Gb 21 – auf halbem Weg zwischen Nacken und Schultergelenk entlang des obersten Schultermuskels
Hilfreich bei: körperlichen und geistigen Anspannungen, Erkältungsneigung

Lenkergefäß

LG 1 – an der Spitze des Steißbeins
Hilfreich bei: Rückensteifigkeit, Ausscheidungsproblemen, Hämorrhoiden

Dienergefäß

DG 12 – vier Fingerbreit über dem Nabel
Hilfreich bei: Verdauungsproblemen
DG 17 – auf dem Brustbein, zwischen den Brustwarzen
Hilfreich bei: Atembeschwerden, Beklemmungs- und Völlegefühl, verminderter Milchsekretion während der Stillzeit

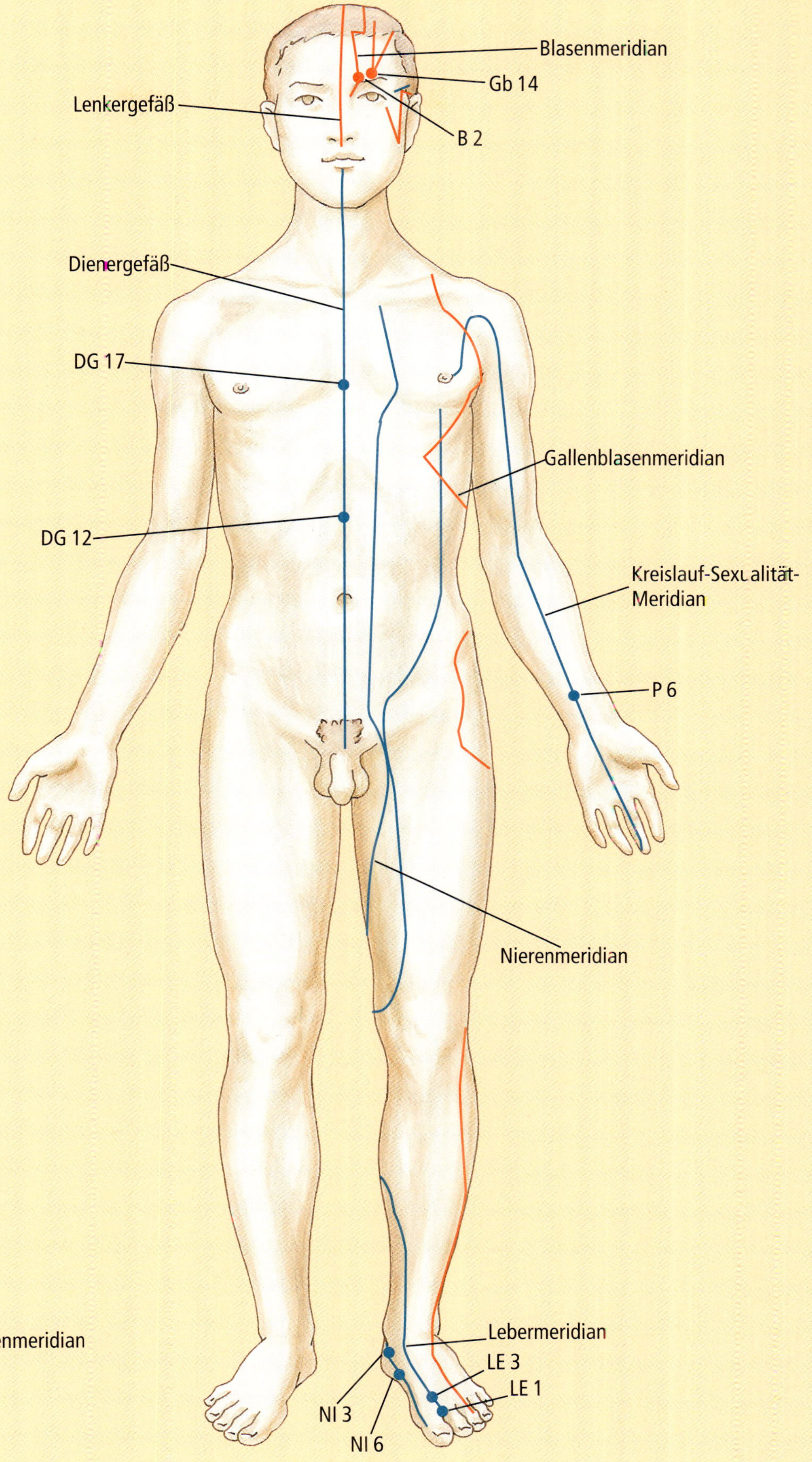
Blasenmeridian
Gb 14
Lenkergefäß
B 2
Dienergefäß
DG 17
Gallenblasenmeridian
DG 12
Kreislauf-Sexualität-Meridian
P 6
Nierenmeridian
Lebermeridian
LE 3
LE 1
NI 3
NI 6

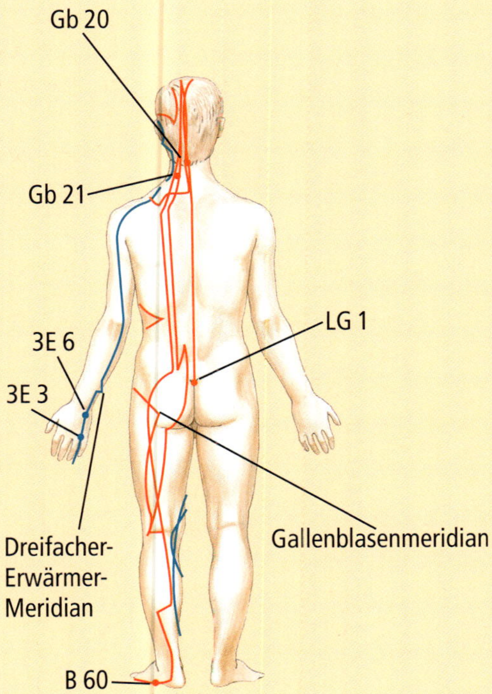
Gb 20
Gb 21
LG 1
3E 6
3E 3
Gallenblasenmeridian
Dreifacher-Erwärmer-Meridian
B 60

Chakras – die sieben Kraftzentren

Die Chakra-Lehre kommt aus der indischen Yogatradition, die Tausende von Jahren alt ist. Das Sanskritwort »Chakra« bedeutet so viel wie Rad, es kann übersetzt werden mit »Energiewirbel« oder »Kraftzentrum«. In der indischen Tradition werden die Chakras manchmal als Lotusblüten beschrieben. Jede dieser Blüten hat eine genau festgelegte Anzahl von Blättern. Die Anzahl der Blütenblätter beginnt bei vier und endet bei 1000 Blättern.
Diese Zahlen entsprechen den Speichen im jeweiligen Chakra-Rad und stehen für die Geschwindigkeit, mit der sich diese Räder drehen.

Die Aufgaben der Chakras

Es gibt sieben Haupt-Chakras auf der Körpermittellinie und wichtige Neben-Chakras in Händen und Füßen. Darüber hinaus werden verschiedene andere Chakras in der Literatur beschrieben, die in diesem Atlas aber nicht aufgenommen sind. Man stelle sich diese Energiezentren an der Grenze zwischen dem physischen Körper und dem ihn wie eine Hülle umgebenden feinstofflichen Körper vor. Neurophysiologisch geht man davon aus, dass die Chakras wie eine Art Nervengeflecht mit einem Netzwerk von feinsten Kanälen, den sogenannten Nadis, verbunden sind. Dieses Netzwerk scheint eine große Ähnlichkeit mit den Meridianen zu haben, die wir aus der chinesischen Akupunkturlehre kennen.
Die drei wichtigen Hauptkanäle finden sich entlang der Wirbelsäule: links »ida« (die weibliche oder Yin-Energie), rechts »pingala« (die männliche oder Yang-Energie) und in der Mitte »sushumna«, die harmonische Verbindung zwischen beiden. Jedes Chakra steht über die Nadis mit bestimmten inneren Organen, Drüsen und Geweben in Verbindung. Man nimmt an, dass die Chakras Prana, die universelle Lebensenergie, aufnehmen und über die Nadis im Körper verteilen. Prana entspricht in seiner Beschreibung der Qi-Energie, also auch hier wieder ein Bezug zur Denkweise der Chinesischen Medizin. Die Versorgung mit Prana wirkt sich aber nicht nur auf den Körper, sondern auch auf die seelisch-geistige Befindlichkeit des Menschen aus.

Chakras und Drüsen

Den einzelnen Chakras wird jeweils eine besonders enge Beziehung zum Drüsensystem zugeschrieben (siehe nachfolgende Beschreibung der Chakras). Das heißt, die Energie, die durch die Chakras fließt, versorgt in besonderem Maße die Drüsen im menschlichen Körper. In der Anthroposophie ordnet man ähnlich wie in der Chakra-Lehre die Hormondrüsen dem Ätherleib und damit dem feinstofflichen Körper zu. Über die Chakras wird der Mensch auf körperlicher, emotionaler und mentaler Ebene mit feinstofflicher Prana-Energie versorgt. Dabei besteht ein ständiger Austausch zwischen Innen und Außen und innerhalb des Körpers, um diese Energie in ständiger Bewegung zu halten. Auch Hormone oder die Sekrete der Drüsen (z. B. Bauchspeicheldrüse) sind »Antreiber«. So jedenfalls wird der altgriechische Begriff »Hormon« übersetzt. Hormone bringen biologische Prozesse in Gang. Das zeigt sich am Beispiel der Sexualhormone besonders anschaulich, ohne die Fortpflanzung nicht möglich wäre. Hormone beeinflussen neben der körperlichen Aktivität auch die emotionale Befindlichkeit und sogar die geistige Bewusstheit (z. B. über die Aktivität der Schilddrüse). Am deutlichsten ist der Einfluss auf die Gefühlslage z. B. in hormonellen Umstellungsphasen wie Pubertät oder Klimakterium zu erkennen.
Eine ähnliche Vernetzung zwischen körperlichen und seelischen Prozessen unter Mitwirkung der Hormone zeigt sich beim Immunsystem. Die Medizinwissenschaft der Psychoneuroimmunologie beschäftigt sich mit der Verbindung von Psyche, Hormon-, Nerven- und Immunsystem und zeigt auf, in welch großem Maße diese Bereiche miteinander vernetzt und voneinander abhängig sind. Aus Sicht der Chakra-Lehre ist es also für alle körperlichen Prozesse von größter Wichtigkeit, dass die Verdauungs- und Hormondrüsen nicht nur gut durchblutet und mit den notwendigen Grundstoffen versorgt sind, sondern von der universellen Prana-Energie gespeist werden.

Blockaden erkennen

Ist die Aktivität eines oder mehrerer Chakras disharmonisch, kommt es über kurz oder lang zu Beschwerden, die sich oft zunächst in einer Veränderung der Stimmung zeigen, z. B. in Traurigkeit, Antriebsschwäche, depressiven oder aggressiven Gefühlen, negativen Gedanken, Zweifeln oder Ängsten. In jedem Fall fühlen Sie sich nicht im Fluss. Bleibt dieser Zustand länger bestehen, wird es nach und nach auch zu körperlichen Symptomen oder Krankheit kommen. Umgekehrt kann sich eine Störung im Chakra auch zunächst körperlich zeigen und dann die Stimmungslage entsprechend beeinflussen.
Selbst die Unfähigkeit, sich zu konzentrieren, oder Vergesslichkeit können mit einer Blockade im Bereich der Chakras zusammenhängen.

Wie Sie den Energiefluss unterstützen können

Die Yogapraxis mit ihren vielen Körper-, Atem-, Konzentrations- und Meditationsübungen bietet auf allen Ebenen die Möglichkeit, den Energiefluss zu harmonisieren. Die alten indischen Schriften sehen als eine wichtige Ursache für die blockierte Lebensenergie die Unfähigkeit des Menschen, die kosmische Energie in sich aufzunehmen und sich stattdessen auf seine eigene Kraft und sein begrenztes Ich zu verlassen.
In der nachfolgenden Liste finden Sie einige allgemeine Anregungen, wie Sie den

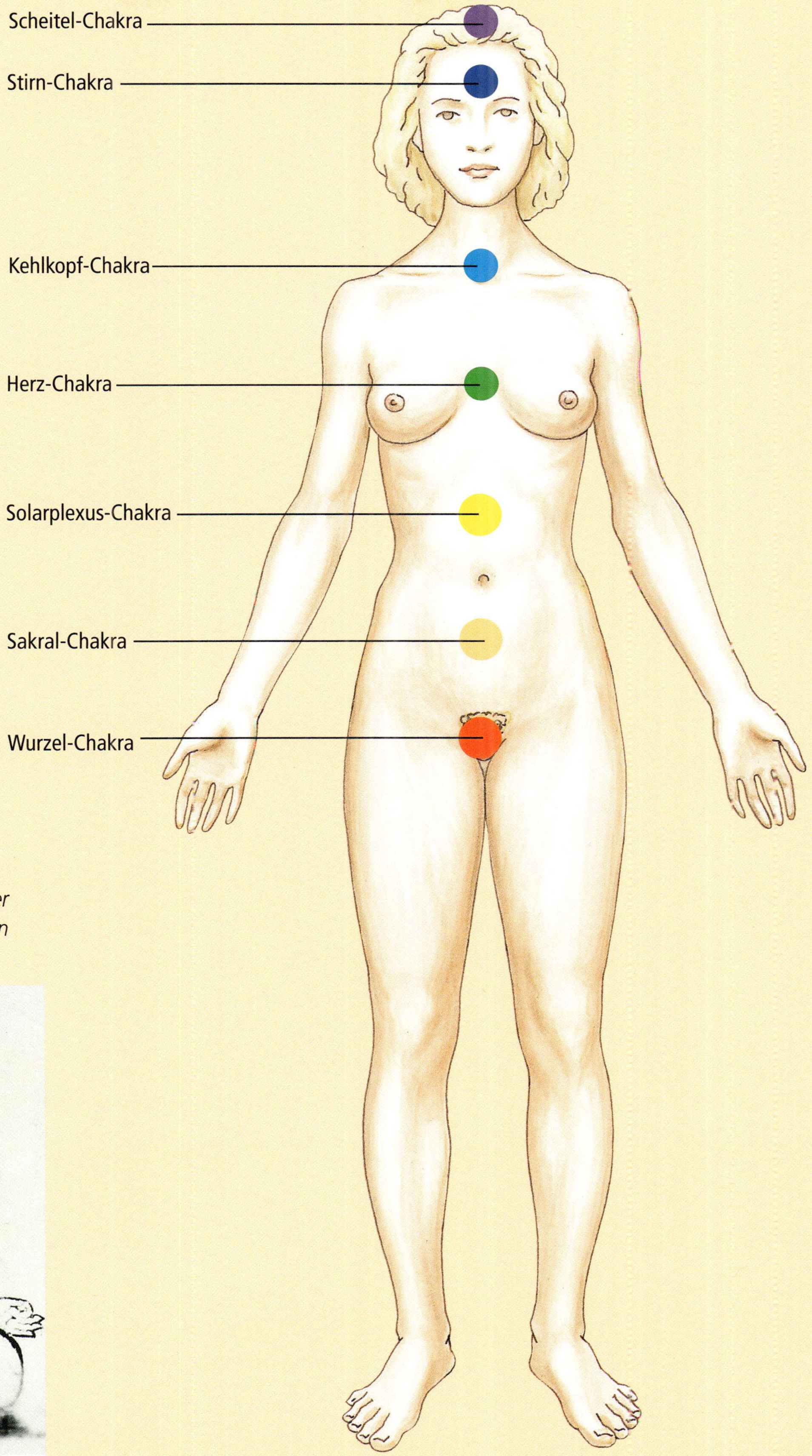

In der indischen Tradition werden die Chakras auch als Lotusblüten mit einer genau festgelegten Anzahl an Blättern dargestellt.

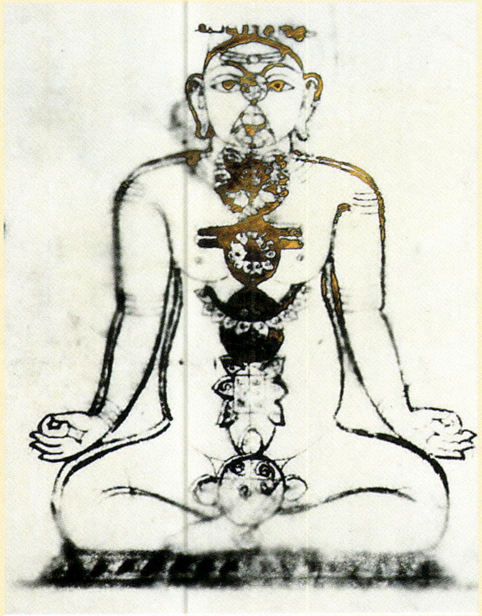

Energiefluss in den Chakras unterstützen, bzw. wie Sie wieder in einen harmonischen »Flow« kommen können.

- Regelmäßige Entspannung, um Verspannungen der Muskulatur aufzulösen
- Fehlhaltungen vor allem der Wirbelsäule vermeiden, bzw. durch entsprechende therapeutische Unterstützung auflösen
- ausreichende und abwechslungsreiche Bewegung (z. B. Tanzen)
- Dehnübungen
- Atemübungen, sich der Atmung bewusst werden, Aufenthalt in der Natur
- Loslassen üben
- negative Gedanken so oft wie möglich durch freundliche ersetzen
- Mitgefühl mit sich und anderen haben
- Musik machen und hören

Visualisierung

Da wir heute wissen, dass bereits ein Großteil der körperlichen Aktivität durch Vorstellung gesteuert wird, ist es sinnvoll, sich bei den Chakra-Übungen bewusst auf die jeweilige Drüse zu konzentrieren und sich vorzustellen, wie sie verstärkt mit Energie durchflutet wird.

Farben, Töne und Tiere

Die feine Schwingung von Licht, Farben und Tönen eignet sich besonders zur Anregung der Chakras. Die Zeichnung macht die westliche Zuordnung zu den Chakras deutlich, die mit der Frequenz der jeweiligen Farbe zusammenhängen. Sowohl in den alten Yogaschriften als auch in der nachfolgend beschriebenen Tattwa-Lehre finden Sie andere Farbzuordnungen. Es empfiehlt sich, einige Zeit bei einem Farbsystem zu bleiben. Erst dann können Sie im Vergleich mit anderen Farbzuordnungen herausfinden, was Ihnen mehr entspricht. Licht hatte schon immer eine große Bedeutung für den Menschen. Ohne Licht könnten wir nicht existieren. Fällt ein Lichtstrahl durch ein Prisma, so bricht er in sieben Farben. Jede Farbe liegt in einem bestimmten Frequenzbereich, hat damit eine unterschiedliche Schwingung und auch eine unterschiedliche Wirkung, sowohl auf körperlicher als auch auf emotionaler Ebene. Dieses Wissen haben sich alle Kulturen zunutze gemacht, wenn sie z. B. Farben für bestimmte kultische Handlungen eingesetzt haben. Die Schwingung der Farbe beeinflusst die eigene Schwingung, denn alles Leben im Kosmos ist den Gesetzen der Schwingung unterworfen.
Die niedrige Schwingung der Farbe Rot wird dem Wurzel-Chakra zugeordnet, ebenso wie der Vokal U, beim Scheitel-Chakra findet sich die Farbe violett und die Vokale werden aneinandergereiht. In der Beschreibung der einzelnen Chakras finden Sie außerdem noch das entsprechende Mantra. Wählen Sie auch hier zunächst eine Form, den Vokal oder das Mantra und bleiben Sie eine Weile dabei. Tönen Sie Vokal oder Mantra jeweils fünf- bis siebenmal. Auf eine Besonderheit ist in diesem Zusammenhang noch hinzuweisen: Wird das Mantra laut getönt, endet es mit NG, wird es nur innerlich getönt, mit M. Sie finden das unten jeweils vermerkt.
Wenn Sie herausgefunden haben, dass eine Chakra-Farbe für Sie wichtig ist, sollten Sie mit dieser nicht nur in Ihrer Vorstellung arbeiten, sondern ganz konkret Gegenstände in Ihrer Wohnung oder ein farbiges Tuch wählen, das Sie einige Zeit begleitet.
Tiere repräsentieren die Ebene der unbewussten, kreatürlichen, archetypischen Energie. Das jedem Chakra zugeordnete Tier hat demnach eine Beziehung zu dessen spezieller Energie und kann unterstützend und stärkend wirken, z. B. indem Sie sich das Tier vorstellen und innerlich mit ihm Kontakt aufnehmen. Dabei können die Tiere der jeweiligen Kultur und dem heutigen Verständnis angepasst werden (Krokodil statt Leviathan oder Reh statt Gazelle). Sie können während einer Chakra-Meditation auch Ihr eigenes Tier finden und mit ihm in Resonanz treten, um den Fluss der Chakra-Energie zu harmonisieren.

Die Chakras und ihre Bedeutung

Wurzel- oder Basis-Chakra (Muladhara)

Farbe: Rot
Element: Erde
Chakra-Tier: Elefant
Sich der Welt zeigen, damit die spirituelle Energie von diesem unteren Zentrum angezogen werden kann
Sinnesfunktion: Riechen
Körperliche Zuordnung: Wirbelsäule, Knochen, Zähne, gesamter Dickdarm mit Enddarm, Beziehung zum Blutaufbau
Möglichkeiten der Harmonisierung: Bestrahlung mit rotem Licht oder Vorstellung der Farbe verbunden mit vertiefter Atmung
Edelsteine: Hämatit, rote Koralle
Mantra: LAM
Vokal: U

Harmonischer Energiefluss bedeutet auf körperlicher Ebene:
- Gesunde Dickdarmtätigkeit, d. h. eine gut funktionierende Ausscheidung unverdauter Nahrungsreste, erkennbar u. a. durch Regelmäßigkeit
- Stabile Knochen- und Zahnsubstanz.

Auf seelisch-geistiger Ebene:
- Ein starkes Gefühl der Sicherheit in dieser Welt
- Ein gesundes Verhältnis zur Erde und zur Natur, auch zur eigenen
- Im positivsten Fall das Gefühl von Urvertrauen; das bedeutet, seinen persönlichen Platz in dieser Welt gefunden zu haben.

Störungen in diesem Bereich äußern sich auf körperlicher Ebene:
- Verstopfung, Hämorrhoiden, Schmerzen im Enddarm- und Steißbeinbereich
- Allgemeines Stauungsgefühl im Unterleibsbereich
- Blutarmut.

Auf seelisch-geistiger Ebene:
- Gefühle von Kraftlosigkeit, Verlorenheit, Ängste.

Das 1. Chakra hat eine Verbindung zu den Nebennieren. Damit hat es auf körperlicher Ebene einen Bezug zur körpereigenen Kortisonbildung, von der es abhängt, ob wir anfällig für Allergien sind oder nicht. Die Funktion der Nebennieren wird besonders bei Stress und Angst geschwächt. Auch Erschöpfung und damit verbundene

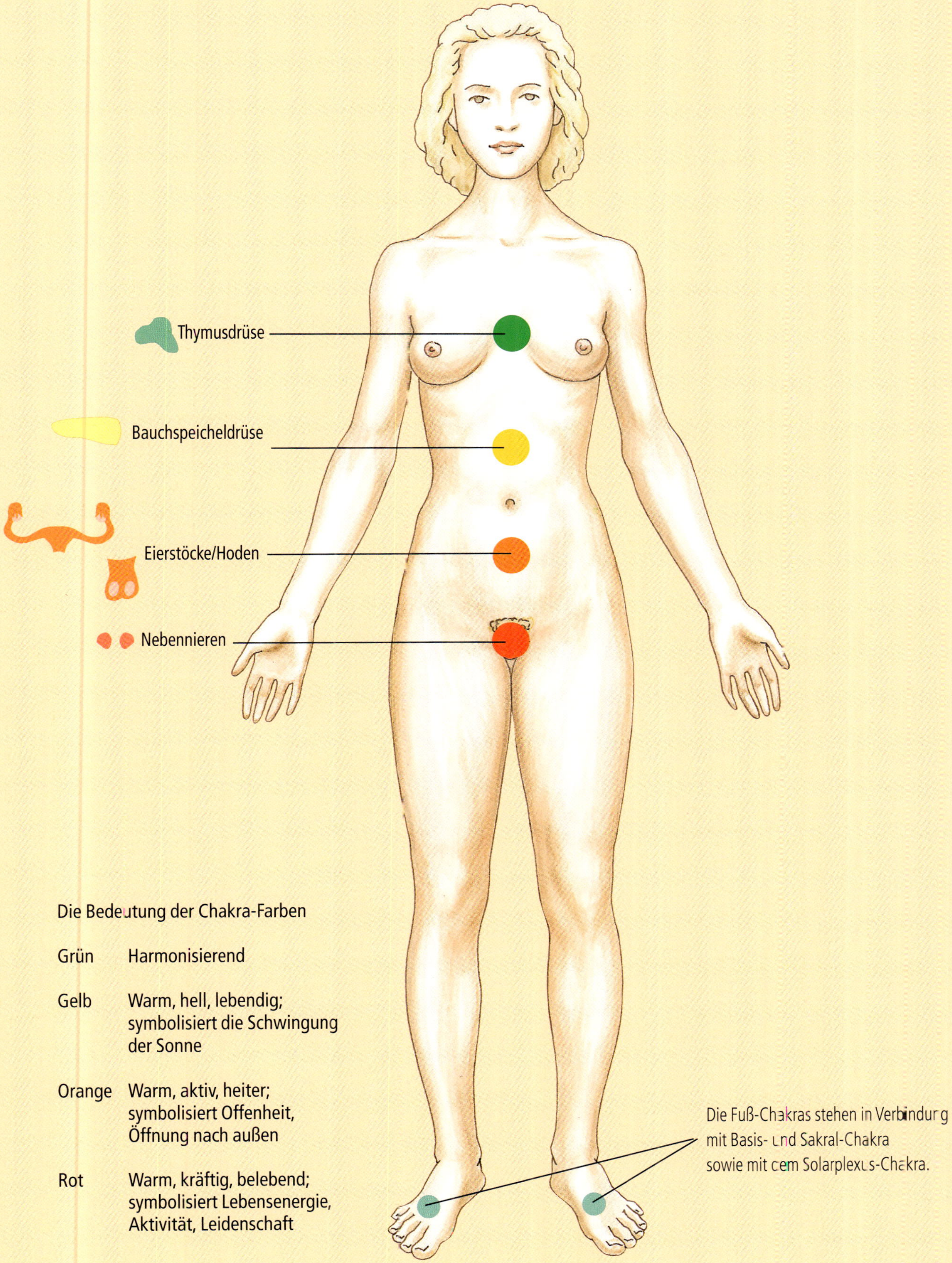

Die Bedeutung der Chakra-Farben

Grün	Harmonisierend
Gelb	Warm, hell, lebendig; symbolisiert die Schwingung der Sonne
Orange	Warm, aktiv, heiter; symbolisiert Offenheit, Öffnung nach außen
Rot	Warm, kräftig, belebend; symbolisiert Lebensenergie, Aktivität, Leidenschaft

Überforderungsgefühle wirken über die Nebennieren negativ auf das Immunsystem. Die Stärkung des Wurzel- oder Basis-Chakras bedeutet damit auch eine Stärkung des Selbstbewusstseins und dient zum Abbau von Stress.
Lernaufgabe: Urvertrauen, Recht auf eigenes Leben, **Selbstwahrnehmung**

Sakral- oder Sexual-Chakra (Svadhistana)

Farbe: Orange
Element: Wasser
Chakra-Tier: Leviathan (Krokodil)
Sich mit den eigenen unbewussten Anteilen auseinandersetzen, dann verlieren sie ihre Macht
Sinnesfunktion: Schmecken
Körperliche Zuordnung: Beckenraum, Fortpflanzungsorgane, Nieren, Blase, Prostata, Lymphe
Möglichkeiten zur Harmonisierung: Bestrahlung mit orangem Licht, Vorstellung der Farbe, verbunden mit deutlich vertiefter Atmung
Edelsteine: Feueropal, Perle, Mondstein
Mantra: VAM
Vokal: O, geschlossen (OA)

Harmonischer Energiefluss bedeutet auf körperlicher Ebene:
- Gute Nieren- und Blasenfunktion, ausreichende Ausscheidung von harnpflichtigen Substanzen, regelmäßige und beschwerdefreie Menstruation, guter Lymphfluss.

Auf seelisch-geistiger Ebene:
- Gesunde Beziehung zu den eigenen sexuellen Impulsen
- Die Fähigkeit, sich seiner Leidenschaften und Emotionen bewusst zu werden und damit umgehen zu können
- Kreativität und Lebensfreude in den verschiedensten Bereichen.

Störungen im Energiefluss äußern sich auf körperlicher Ebene:
- Rückenbeschwerden im Kreuzbein und Iliosakralgelenk-Bereich
- Menstruationsbeschwerden und Unterleibsentzündungen
- Prostatabeschwerden und Wucherungen
- Stauungsgefühle im Unterleibsbereich
- Lymphstauungen.

Auf seelisch-geistiger Ebene:
- Unlustgefühle
- Engstirnigkeit und Zwanghaftigkeit
- Mangelnde schöpferische Impulse.

Das 2. Chakra steht mit den Keimdrüsen, den Eierstöcken und Hoden in Verbindung – und mit der Fortpflanzungsfähigkeit. Aufgrund der Forschungsergebnisse der Psychoneuroimmunologie (der Lehre von der Verbindung Immun-, Hormon-, Nervensystem und Psyche) kennt man inzwischen auch die enge Beziehung der Drüsen mit dem Immunsystem. Ein gesundes Drüsensystem begünstigt damit die Abwehrfunktion. Auf der geistigen Entsprechungsebene stehen Eierstöcke und Hoden für Kreativität und Gestaltungswillen, ebenso wie für Kontaktfähigkeit.
Lernaufgabe: Sexualität, Umgang mit der eigenen Energie, Anziehung, angezogen werden, **Selbstakzeptanz**

Solarplexus-Chakra (Manipura)

Farbe: Gelb
Element: Feuer
Chakra-Tier: Widder
Lebensenergie zum Ausdruck bringen
Sinnesfunktion: Sehen
Körperliche Zuordnung: Mittlerer Rückenbereich, Bauchhöhle, Verdauungsorgane, Magen, Leber, Milz, vegetatives Nervensystem
Möglichkeiten zur Harmonisierung: Bestrahlung mit gelbem Licht oder Vorstellung der Farbe mit vertiefter Atmung. Hilfreich ist es außerdem, die Atmung auf das entsprechende Chakra zu konzentrieren und sich vorzustellen, wie das Energierad sich dadurch bewegt.
Edelsteine: Bernstein, Tigerauge
Mantra: RAM
Vokal: O, offen (A)

Harmonischer Energiefluss bedeutet auf körperlicher Ebene:
- Gut funktionierende Verdauung
- Gute nervliche Verfassung, guter Schlaf.

Auf seelisch-geistiger Ebene:
- Bewusstsein der eigenen Kraft
- Gesunder Durchsetzungswille
- Persönliche Macht im positiven Sinn.

Störungen im Energiefluss äußern sich auf körperlicher Ebene:
- Magendruck, Sodbrennen, »flaues Gefühl« im Magen
- Schmerzen im Oberbauch
- Verdauungsbeschwerden, z. B. auch Leberbeschwerden oder Gallensteine.

Auf seelisch-geistiger Ebene:
- Gefühl von innerer Überreizung
- Zweifel, Wut und Ärger, der oft aus mangelnder Durchsetzungsfähigkeit gegenüber Dritten herrührt.

Das 3. Chakra steht mit der Bauchspeicheldrüse in Verbindung. Sie hat zum einen die Funktion, Verdauungsenzyme zu bilden, zum anderen Insulin bereitzustellen, damit der aufgenommene Zucker in die Zelle kommen kann. Mithilfe der von ihr gebildeten Substanzen kann der Körper Fremdes, wie es ja die aufgenommene Nahrung ist, verdauen und in Energie umwandeln. Im seelisch-geistigen Bereich wird die Bauchspeicheldrüse mit einem harmonischen Verhältnis von Ich und Umwelt in Verbindung gebracht.
Lernaufgabe: die eigene Persönlichkeit entwickeln, zu den eigenen Gefühlen stehen, **Selbstwertschätzung**

Herz-Chakra (Anahata)

Farbe: Grün
Element: Feuer, Wasser, Luft und Erde
Chakra-Tier: Gazelle
Liebe und Freiheit, Leichtigkeit und Entscheidung aus dem Herzen
Sinnesfunktion: Tasten
Körperliche Zuordnung: Herz, oberer Rücken, Brustkorb, Kreislaufsystem
Möglichkeiten zur Harmonisierung: Bestrahlung mit grünem Licht oder Vorstellung der Farbe mit vertiefter Atmung
Edelsteine: Rosenquarz, Jade, Saphir, Malachit
Mantra: YAM
Vokal: A (E)

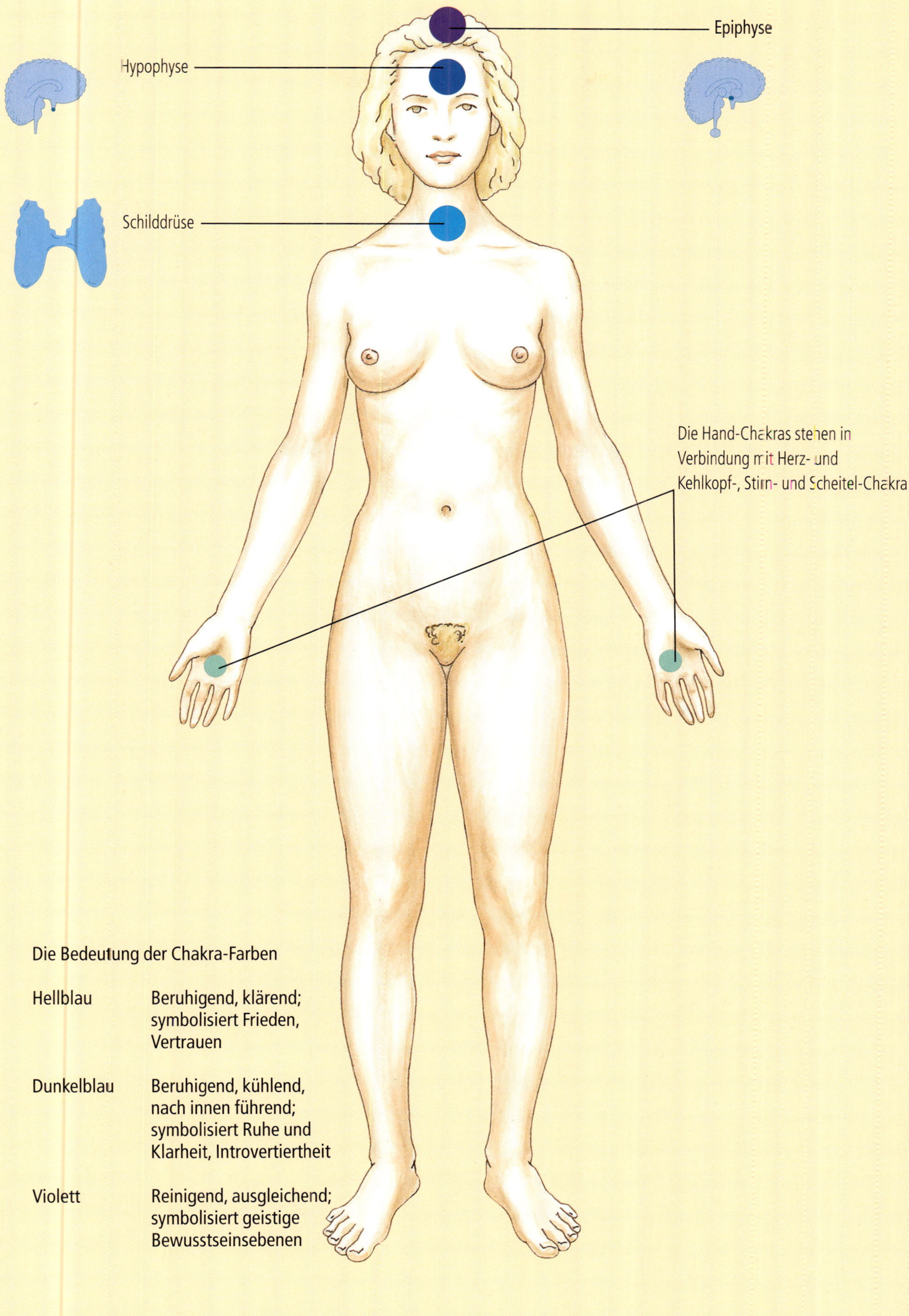

Die Bedeutung der Chakra-Farben

Hellblau	Beruhigend, klärend; symbolisiert Frieden, Vertrauen
Dunkelblau	Beruhigend, kühlend, nach innen führend; symbolisiert Ruhe und Klarheit, Introvertiertheit
Violett	Reinigend, ausgleichend; symbolisiert geistige Bewusstseinsebenen

Harmonischer Energiefluss bedeutet auf körperlicher Ebene:
- Stabile Kreislauffunktion, ausgeglichener Herzrhythmus, guter Schlaf.

Auf seelisch-geistiger Ebene:
- Gefühle der Liebe und Zuneigung können wahrgenommen und mitgeteilt werden
- Innere Harmonie.

Störungen im Energiefluss äußern sich auf körperlicher Ebene:
- Druck und Engegefühl oder Schmerzen im Herzbereich
- Zu hoher oder zu niedriger Blutdruck
- Herzrhythmusstörungen.

Auf seelisch-geistiger Ebene:
- Emotionale Blockaden, Gefühlskälte
- Ängste
- Erschwerte Abgrenzung durch übermäßiges Mitleiden.

Das 4. Chakra hat Verbindung zur Thymusdrüse. Diese Drüse hat vor allem in der Kindheit und im jugendlichen Alter eine wichtige Funktion für das Abwehrsystem. Auch beim Erwachsenen behält sie noch einen Teil dieser Aufgabe.
Lernaufgabe: Ort der Integration der »niederen« Triebe und »höheren« Bestrebungen, **Selbstliebe und Nächstenliebe**

Kehlkopf-Chakra (Visuddha)

Farbe: Hellblau
Element: Luft
Chakra-Tier: Weißer Elefant
Ideen ausdrücken und aus den Konzepten Realität werden lassen
Sinnesfunktion: Hören
Körperliche Zuordnung: Hals, Nacken-, Kieferbereich, Stimme, Atemwege
Möglichkeiten zur Harmonisierung: Bestrahlung mit hellblauem Licht, Vorstellung der Farbe mit tiefer Atmung
Edelsteine: Aquamarin, Topas, Opal
Mantra: HAM
Vokal: E (I)

Harmonischer Energiefluss bedeutet auf körperlicher Ebene:
- Entspanntes Gefühl im Hals-Nacken-Kieferbereich
- Wohlklingende Stimme

Auf seelisch-geistiger Ebene:
- Sich ausdrücken können, andere verstehen und verstanden werden.

Störungen im Energiefluss äußern sich auf körperlicher Ebene:
- Nacken- und Schulterschmerzen, häufige Halsentzündungen
- Kloß- und Engegefühl im Hals.

Auf seelisch-geistiger Ebene:
- Gehemmtheit, Schüchternheit
- Das Gefühl, nicht dazuzugehören.

Das 5. Chakra hat eine Beziehung zur Schilddrüse, die auf den gesamten Stoffwechsel und auf den Energiehaushalt einwirkt. Daneben steht dieses Zentrum auch in Verbindung zu den Nebenschilddrüsen, deren Hormon u. a. für den Kalziumhaushalt des Körpers verantwortlich ist.
Lernaufgabe: Kunst der Rede, Kunst des Zuhörens, Wahrheit, **Selbstausdruck**

Stirn-Chakra oder Drittes Auge (Ajna)

Farbe: Indigoblau
Element: Luft
Sinnesfunktion: Alle Sinne, auch außersinnliche Wahrnehmungen
Körperliche Zuordnung: Gesicht, Augen, Ohren, Nase, Nebenhöhlen, Kleinhirn
Möglichkeiten zur Harmonisierung: Bestrahlung mit indigoblauem Licht, Vorstellung der Farbe mit vertiefter Atmung
Edelsteine: Lapislazuli, Topas
Mantra: KSHAM oder OM
Vokal: I (OM)

Harmonischer Energiefluss bedeutet auf körperlicher Ebene:
- Gut arbeitende Sinnesorgane.

Auf seelisch-geistiger Ebene:
- Einsatz von Intellekt und Intuition im richtigen Maße
- Gute Vorstellungskraft
- Einsicht, »inneres Sehen«.

Störungen im Energiefluss äußern sich auf körperlicher Ebene:
- Kopfschmerzen, Druck und Benommenheitsgefühl
- Geschwächte Sinnesorgane.

Auf seelisch-geistiger Ebene:
- Konzentrationsmangel, Ziellosigkeit.

Das 6. Chakra hat eine Beziehung zur Hypophyse (Hirnanhangsdrüse). Von hier werden die Hormondrüsen gesteuert; enge Verbindung zum Immunsystem.
Lernaufgabe: Beherrschung der Willenskraft, Unterscheidungsfähigkeit, Verantwortung, **Selbsterkenntnis**

Scheitel- oder Kronen-Chakra (Sahasrata)

Farbe: Violett
Element: Luft
Sinnesfunktionen: Alle Sinne
Körperliche Zuordnung: Großhirn
Möglichkeiten der Harmonisierung: Bestrahlung mit violettem Licht oder Vorstellung der Farbe mit vertiefter Atmung
Edelsteine: Amethyst, Diamant, Bergkristall
Mantra: OM
Vokal: (alle Vokale aneinandergereiht: U-O-A-E-I)

Störungen im Energiefluss sind bei diesem Chakra nicht direkt wahrzunehmen; am ehesten als Konzentrationsschwäche und an einem Gefühl der Dumpfheit. Es fehlt die Verbindung zwischen Körper und Geist.
Ein harmonischer Energiefluss zeigt sich in höchsten Glückszuständen durch Erkennen der Einheit mit allem. In Verbindung mit dem 6. Chakra steht es für Intuition und Weisheit. Das 7. Chakra hat eine Beziehung zur Epiphyse (Zirbeldrüse).
Lernaufgabe: Das Verschmelzen der individuellen Seele mit Gott, der Zustand des Einsseins mit allen Wesen, **Selbstverwirklichung**

Zu den Chakren 6 und 7 gibt es keine Tierzuordnungen.

Fuß-Chakras

Sie nehmen Erdenergie auf, stehen mit den unteren Körper-Chakras in Verbindung; über sie kann z. B. bei starker Anspannung Energie an die Erde abgegeben werden.

Hand-Chakras

Hand-Chakras sind stark ausstrahlend. Sie stehen mit den oberen Chakras in Verbindung; über die Hand-Chakras kann Energie an Herz-, Stirn- und Scheitel-Chakra weitergegeben werden.

Chakra und Tattwa-Symbole

Die ersten fünf Chakras werden in der Chakra-Lehre den Elementen Erde, Wasser, Feuer, Luft und Äther zugeordnet. Beim Äther handelt es sich um die Vorstellung einer feinstofflichen geistigen Energie, die das ganze Universum erfüllt. Aus diesen fünf Elementen setzt sich nicht nur die ganze Welt und damit auch unser Körper zusammen, auch unser Fühlen und Denken ist geprägt von der Grundenergie, die jedes Element verkörpert.
Die Elemente finden sich nach dieser Vorstellung in verschiedener Verteilung wieder. Sie sind mit den ersten fünf Chakren und deren spezieller Energie verbunden. Prana, die universelle Lebensenergie, fließt durch Sahasrara (Scheitel-Chakra) in den Körper und zeigt sich in den jeweiligen Qualitäten Äther, Luft, Feuer, Wasser und Erde. Für jedes Element steht dabei ein Symbol, das als Tattwa bezeichnet wird und mit dessen Hilfe der Energiefluss in Balance gehalten bzw. gebracht werden kann.
Tattwa-Symbole werden dabei als eine Art Schlüssel verstanden, durch den man mit dem Element in Verbindung treten kann. Nachfolgende Visualisierungsübungen mit den Tattwa-Symbolen eignen sich in besonderer Weise als Vorbereitung für Meditation und Heilungsarbeit.

Nehmen Sie dazu eine aufrechte Sitzhaltung ein und betrachten Sie zunächst das jeweilige Symbol einige Minuten lang, prägen Sie es sich dabei so gut wie möglich ein. Schließen Sie dann die Augen und beginnen Sie mit der jeweiligen Visualisierung. Sie können dabei mit dem Wurzel-Chakra oder mit dem Kehlkopf-Chakra beginnen. Finden Sie heraus, welche Reihenfolge Sie als wirkungsvoller empfinden.

Tattwa-Symbol: gelbes Viereck
Element: Erde
Wurzel-Chakra (Muladhara)

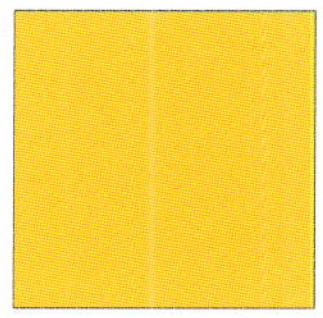

Lassen Sie Bilder auftauchen, die Sie mit dem Element Erde verbinden: ein frisch gepflügtes Feld, eine Wiese, einen Berg, etc.
Stellen Sie sich dann das gelbe Viereck vor und betrachten Sie es wie ein Tor, durch das Sie in dieses Element eintreten. Verbinden Sie sich mit dem Element Erde im Außen und in Ihrem Körper. Spüren Sie die Festigkeit der Knochen und die Stabilität in Ihrem Körper. Stärken Sie dieses Element in sich. Entwickeln Sie eine Affirmation und wiederholen Sie diese mehrmals, z. B. »Ich stehe fest und sicher im Leben.«

Tattwa-Symbol: silberne liegende Mondsichel
Element: Wasser
Sakral-Chakra (Svadhistana)

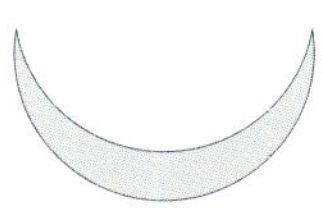

Lassen Sie Bilder des Wasserelements auftauchen: das Meer, einen Fluss oder Regen auf Ihrer Haut, etc.
Stellen Sie sich die silberne Mondsichel vor und betrachten Sie dieses Symbol wie ein Tor, durch das Sie das Wasserelement betreten. Spüren Sie das Wasserelement auch in Ihrem Körper, es hat viele wichtige Aufgaben: Es reinigt, stillt Ihren Durst, transportiert als Basis des Blutes alles, was Sie zum Leben brauchen. Stärken Sie dieses Element in sich. Entwickeln Sie eine Affirmation, die Sie mehrmals wiederholen, z. B. »Ich gebe mich dem Fluss des Lebens hin.«

Tattwa-Symbol: rotes Dreieck
Element: Feuer
Solarplexus-Chakra (Manipura)

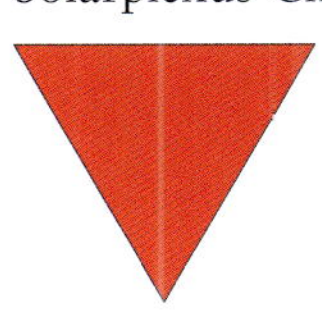

Lassen Sie Bilder des Feuerelements auftauchen: die Mittagssonne, ein Lagerfeuer, einen Kamin, eine brennende Kerze, etc. Betreten Sie dann durch das rote Dreieck dieses Element, das reinigt, verbrennt und Verwandlungsprozesse in Gang bringt. Nehmen Sie Kontakt mit dem Feuerelement in Ihrem Körper auf: mit allen Verbrennungs- und Umwandlungsprozessen, mit der Wärme des Körpers. Entwickeln Sie eine Affirmation und wiederholen Sie diese mehrmals, z. B. »Mein inneres Lebensfeuer stärkt meine Lebensenergie.«

Tattwa-Symbol: blauer Stern
Element: Luft
Herz-Chakra (Anahata)

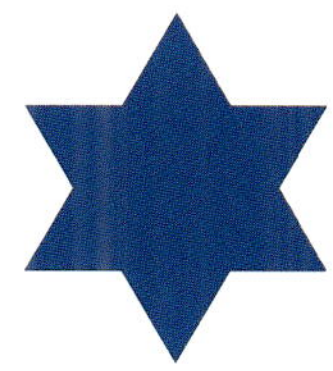

Lassen Sie Bilder des Luftelements vor Ihrem inneren Auge auftauchen: ein erfrischender Wind am Meeresstrand, blauer Himmel, kühle klare Luft am Morgen, etc.
Betreten Sie das Luftelement durch den blauen Stern, nehmen Sie Leichtigkeit und sanfte Bewegung wahr. Verbinden Sie sich mit dem Luftelement in Ihrem Körper, spüren Sie bewusst den Atem ein- und ausfließen. Formulieren Sie eine Affirmation und wiederholen Sie diese mehrmals, z. B. »Ich bin frei und dennoch mit Allem verbunden.«

Tattwa-Symbol: violettes oder schwarzes Ei
Element: Äther
Kehlkopf-Chakra (Vishudda)

Lassen Sie Bilder des Äther-elements auftauchen, betreten Sie durch das schwarze (violette) Ei den unendlichen Raum, den Weltraum, den Bereich der Milchstraßen und Galaxien oder vertiefen Sie sich in den nächtlichen Sternenhimmel. Nehmen Sie Kontakt auf mit dem unendlichen Raum des Bewusstseins, mit dem universellen Geist in Ihnen selbst.
Lassen Sie eine Affirmation auftauchen und wiederholen Sie diese mehrmals, z. B. »Ich öffne mich für das Wirken des universellen Geistes in mir.«

Fußreflexzonenmassage

Der Ursprung dieser Therapie scheint weit in der Vergangenheit zu liegen. Die älteste Darstellung einer Fußmassage wurde im Grab eines ägyptischen Arztes (2500–2300 v. Chr.) gefunden. Es wird behauptet, dass bestimmte Formen von Reflexzonentherapie bereits bei den Inkas und einigen nordamerikanischen Stämmen bekannt waren und auch heute noch praktiziert werden. Erst Ende des 19. bzw. Anfang des 20. Jahrhunderts wurde dieses alte Wissen wieder aufgegriffen. Besondere Verdienste erwarb sich hierbei der amerikanische Arzt Dr. William Fitzgerald. Er legte mit seinen Studien den Grundstein für die Reflexzonentherapie, so wie wir sie kennen. Er teilte den menschlichen Körper in zehn Längszonen (fünf auf jeder Seite) und in vier Querzonen.

Jede Längszone reicht vom Scheitel bis zu jeweils einem Finger und einem Zeh; die Querzonen verlaufen am Schultergürtel, am unteren Rippenbogen und am Beckenboden. Die Kopf-und-Schulter-Region entspricht den Zehen, der Brustkorb vom Schulterbereich bis zum Zwerchfell dem Fußballen, die Bauchregion vom Zwerchfell bis zum Becken dem Fußgewölbe und der Beckenbereich der Ferse. Auf diese Weise haben wir eine Art Raster, in dem alle Körperteile und Organe wie auf einer Landkarte lokalisiert werden können.

Dr. Fitzgerald und seine Kollegen erstellten nach jahrelangen Versuchen und Studien Zeichnungen der einzelnen Reflexpunkte an den Füßen für alle Organe, Knochen, Gelenke und Gewebe. Dabei fanden sie heraus, dass es möglich ist, durch Druck bzw. massierende Bewegungen Organe und Körpergewebe zu beeinflussen.

Eine amerikanische Therapeutin namens Eunice Ingham (1879–1947) führte diese Arbeit fort und erstellte genaue Reflexzonenkarten, die für den Therapeuten unerlässlich sind. Vor allem der Therapeutin Hanna Marquardt ist die Weiterentwicklung und fundierte Ausbildung in diesem Bereich zu verdanken. Wir weisen darauf hin, dass Lage und Beschreibung einzelner Punkte in den verschiedenen Schulen unterschiedlich dargestellt werden.

Eine Umstellungs- und Ordnungstherapie

Ähnlich wie die Akupunktur oder Akupressur ist die Reflexzonentherapie am Fuß eine Umstimmungs- und Ordnungstherapie. Sie basiert auf der Vorstellung von reflektorischen Beziehungen zwischen verschiedenen Reflexbereichen und bestimmten Organen oder Geweben. Bereits im 14. und 15. Jahrhundert kannte man in Europa Behandlungsmethoden, bei denen man bestimmte Punkte am Körper drückte und massierte, um Einfluss auf innere Organe und Lebensprozesse zu nehmen. Aber erst der englische Arzt Dr. Henry Head beschrieb in einer 1898 erschienenen Studie Hautzonen, die auf Druck dann empfindlich reagierten, wenn das Organ, das über Nervenreflexbögen mit dem entsprechenden Hautbereich verbunden ist, geschwächt war. In gewisser Weise geht man auch bei der Wirkung der Fußreflexzonenmassage von ähnlichen Verbindungen aus.

Folgende Reaktionen auf die Massage werden häufig beobachtet:

- Verbesserung der Beschwerden
- Nachlassende Schmerzen, obwohl die Behandlung selbst oft als sehr schmerzhaft empfunden wird
- Vermehrte und veränderte Ausscheidung über Nieren, Darm und Haut
- Verbesserte Durchblutung
- Linderung von Menstruationsstörungen
- Verbesserung der Abwehrfunktionen
- Ausgeglichenere psychische Verfassung, auch verbesserte Schlafqualität.

Zur Behandlung

Die Behandlung beginnt in der Regel am rechten Fuß. Dieser steht für die Gegenwart und die augenblickliche Verfassung; darüberhinaus entspricht die rechte Körperseite dem männlichen, aktiven Yang-Element. Der linke Fuß steht für die weibliche, passive Yin-Seite, für das Vergangene und das im Gefühlsbereich Verborgene.

Zu Beginn der Behandlung wird der Fuß ausgestrichen, die Behandlung selbst erfolgt dann mit den Daumen. Es wird zwischen einer aktiven und einer passiven Phase unterschieden, d. h. während der aktiven wird mit dem Daumen Druck auf einen bestimmten Punkt ausgeübt. Während der passiven Phase wird der Druck losgelassen und der Daumen ein klein wenig vorwärtsbewegt. Es besteht dabei immer Hautkontakt. Der Griff kann außerdem schnell oder langsam ausgeführt werden, der Massagerhythmus kann ebenfalls zwischen langsam und schnell variieren. Mit dem aktivierenden Massagegriff wird die behandelte Reflexzone angeregt; dadurch wird ein energetischer Impuls zu dem entsprechenden Organ oder Körperteil gesendet. Sollte eine Reflexzone sehr schmerzhaft sein, so verbleibt der Therapeut z. B. mit einem festen, gleichbleibenden Druck so lange auf diesem Punkt, bis der Schmerz nachlässt. Am Ende einer Behandlung werden die Füße erneut ausgestrichen.

Es sollte noch darauf hingewiesen werden, dass eine schmerzhafte Stelle nicht immer einen Hinweis auf eine Störung in dem jeweiligen Organ gibt. Es kann dafür auch andere Gründe geben, z. B. eine starke Verspannung des Fußes durch falsches Schuhwerk.

Seien Sie also mit allzu schnellen Diagnosen zurückhaltend, und versuchen Sie in jedem Fall, die Ursache des Schmerzes herauszufinden.

Vorbeugung und Therapie zugleich

Die Fußreflexzonentherapie ist sowohl zur Vorbeugung wie zur Therapie bereits be-

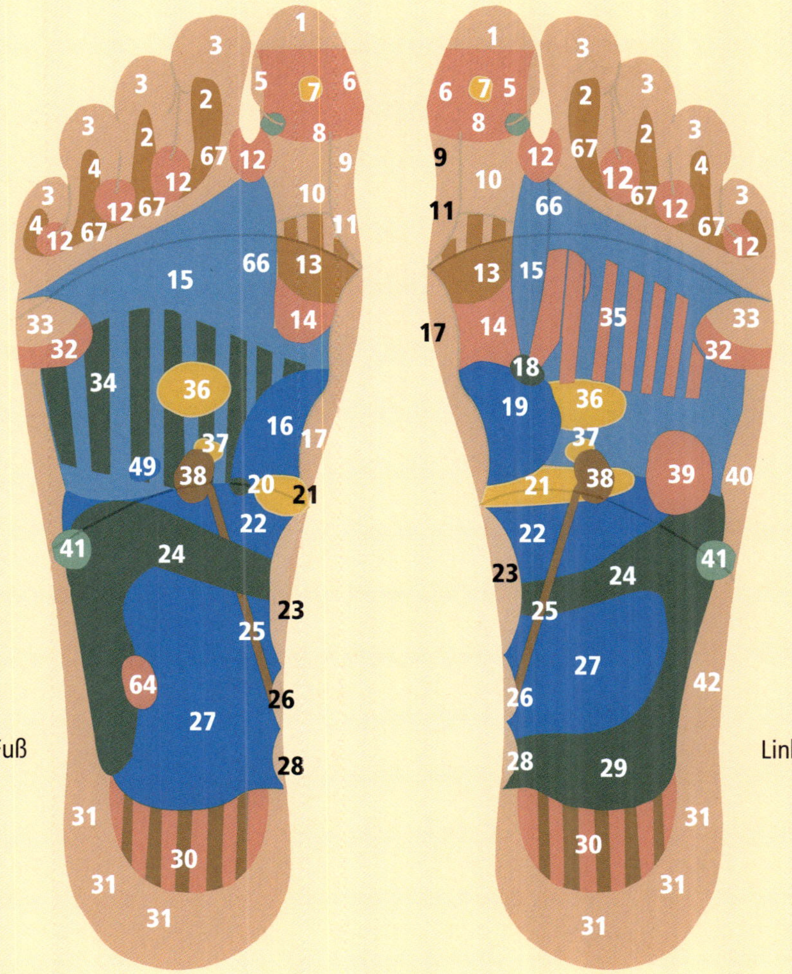

1 Schädeldach
2 Augen
3 Stirnhöhle, Kieferhöhle, Zähne
4 Ohr, seitliche Lymphstränge
5 Schläfen, seitliche Kiefer
6 Großhirn
7 Hirnanhangsdrüse, Hypophyse
8 Kleinhirn
9 Schädelbasis
10 Nacken
11 Halswirbelsäule
12 Obere Lymphwege
13 Schilddrüse, Hals
14 Herz
15 Luft- und Speiseröhre, Bronchien
16 Magen
17 Brustwirbelsäule
18 Mageneingang
19 Magen, Leber
20 Magenausgang
21 Bauchspeicheldrüse
22 Zwölffingerdarm
23 Lendenwirbelsäule
24 Quer liegender Dickdarm
25 Harnleiter
26 Kreuzbein
27 Dünndarm
28 Steißbein
29 Mastdarm
30 Beckenraum
31 Beckenraum
32 Lymphknoten
33 Schultergelenk
34 Leber
35 Lunge
36 Solarplexus Zwerchfell
37 Nebennieren
38 Nieren
39 Milz
40 Oberarm
41 Ellbogen
42 Unterer Rippenrand
43–48 Siehe Fußrücken bzw. Außen-/Innenseite
49 Gallenblase
50–63 Siehe Fußrücken bzw. Außen-/Innenseite
64 Wurmfortsatz
65 Siehe Fußrücken bzw. Außen-/Innenseite
66 Thymusdrüse
67 Ohrtrompeten

stehender Gesundheitsprobleme geeignet. Bei ernsthaften Erkrankungen ersetzt sie zwar nicht ärztliche oder naturheilkundliche Behandlung, kann diese aber in optimaler Weise unterstützen. Die Fußreflexzonenmassage eignet sich sowohl bei Beschwerden, die durch statisch/muskuläre Fehlhaltungen der Füße hervorgerufen sind, wie auch bei funktionalen Organbeschwerden oder bei psychosomatischen Problemen und Stress.
Besonders bewährt hat sie sich bei stressbedingten körperlichen Problemen, wie nervösen Herzbeschwerden oder hormonellen Dysfunktionen.
Wenn Sie andere Menschen mit dieser Therapie behandeln wollen, sollten Sie sich unbedingt die entsprechenden Kenntnisse aneignen. Sie werden überall gute Kursangebote finden.

Kontraindikationen

Nicht angewendet werden sollte die Fußreflexzonenmassage bei schweren Infektionen, Entzündungen im Bereich der Venen oder Lymphgefäße und bei Risikoschwangerschaft.

Erläuterung zu den entsprechenden Abbildungen:

- Der rechte Fuß stellt das Abbild der rechten Körperhälfte dar, der linke entspricht der linken Körperhälfte.
- Einzelne Organe, wie Leber oder Gallenblase, finden sich je nach ihrer Lage im Körper ausschließlich auf dem entsprechenden Fuß.
- Paarige Organe, wie die Nieren, finden sich an beiden Füßen.
- Organe, die einander überlappen, sind auch auf dem jeweiligen Fuß übereinandergelagert.
- Körperteile, die sich in der Mitte befinden, wie z. B. die Wirbelsäule, haben ihre entsprechenden Reflexzonen an der Innenseite der Füße.

Verschiedene Organe und anatomische Abschnitte des Körpers befinden sich

- an den Fußinnenseiten
- an den Fußaußenseiten
- auf dem Fußrücken.

Was Sie selbst tun können

Wir möchten Ihnen zunächst ein paar allgemeine Empfehlungen zum Thema »Füße« geben. Tragen Sie möglichst keine unbequemen Schuhe (zumindest nicht über einen langen Zeitraum). Falsches Schuhwerk verursacht mit der Zeit nicht nur Fußdeformationen, sondern es wirkt sich über die Reflexzonen auch auf den ganzen Körper aus. Leicht können Sie sich und Ihrem Körper etwas Gutes tun: Gönnen Sie sich ab und zu ein Fußbad, noch besser sind Wechselfußbäder. Das führt nicht nur zu einer besseren Durchblutung der Beine und Füße und damit zu einer Vorbeugung gegen Krampfadern, sondern harmonisiert auch die seelische Verfassung.
Wenn Sie sich selbst eine Fußbehandlung gönnen wollen, suchen Sie sich vor allem eine bequeme Sitzposition. Am besten legen Sie ein Bein locker über das andere, sodass Sie die Fußsohle bequem erreichen können. Beginnen Sie beim rechten Fuß, streichen Sie ein paarmal mit der einen Hand auf der Fußinnenseite von den Zehen Richtung Knöchel und gleichzeitig mit der anderen Hand auf der Außenseite vom Knöchel Richtung Zehen.
Massieren Sie dann Ihre Füße mit leicht kreisenden Bewegungen. Achten Sie darauf, dass Sie dabei nicht Schultern oder Rücken anspannen und so die Wirksamkeit dieser Behandlung beeinträchtigen. Nehmen Sie sich vor allem Zeit für die Wirbelsäulenregion.

- Die Reflexzonen der Wirbelsäule befinden sich in beiden Füßen jeweils an der Innenseite.
- Die Halswirbelsäulenzone verläuft vom ersten Gelenk bis zum Grundgelenk der Großzehe.
- Dort beginnt die Zone der Brustwirbelsäule.
- Den Beginn der Lendenwirbelsäule markiert ein meist deutlich spürbarer Knochenvorsprung am Mittelfuß; die Lendenwirbelsäule verläuft in einem sanften Bogen unterhalb des Knöchels, sie endet in der leicht nach oben weisenden Linie des Kreuz- und Steißbeins. Massieren Sie nun entlang dieser Linie vom ersten Großzehengelenk von der Halswirbelsäule bis zum hinteren Ende des Fersenbeins zum Bereich des Steißbeins. Seien Sie vorsichtig im Bereich der Halswirbelsäule, wo sich oft schmerzhafte Verspannungen angesammelt haben, die Sie aber mit entsprechender Geduld lösen können. Sollte an irgendeiner Stelle ein starker Schmerz spürbar sein, so üben Sie auf dieser Stelle so lange einen gleichbleibenden Druck aus, bis der Schmerz langsam nachlässt.

Erste Hilfe bei Stress

Der hier beschriebene Massagegriff aus der Reflexzonentherapie hat sich vor allem bei der Stressentspannung bestens bewährt.
Harmonisierung des vegetativen Gleichgewichts über den Solarplexuspunkt (Sonnengeflecht):
Das Sonnengeflecht ist ein vegetatives Nervenzentrum, das vor allem dann blockiert ist, wenn Sie sehr unter Stress stehen. Diese Verkrampfung wirkt sich auf den ganzen Körper und auch auf Ihre seelische Verfassung aus. Sie kann zu starkem allgemeinem Unwohlsein führen.
Eine sanfte Massage dieses Bereiches führt zu einer zentralen Entspannung. Hierzu sollten Sie sich auf der abgebildeten Fußtabelle die Lage des Solarplexus, der unterhalb des Quergewölbes auf der Fußsohle liegt, genau anschauen. Legen Sie dann Ihre Daumenkuppe möglichst flach mit sanftem Druck in das Grübchen unter dem Fußballen. Üben Sie diesen Druck einige Minuten lang aus, entweder gleichmäßig, oder verstärken Sie den Druck beim Einatmen und gehen Sie beim Ausatmen in die Ausgangsstellung zurück.
Diesen Griff können Sie auch als eine Art »erste Hilfe« anwenden, wenn jemand einen Kreislauf-Schwächeanfall hat. In diesem Fall überkreuzen Sie Ihre Hände und drücken Sie mit beiden Daumen gleichzeitig in das oben beschriebene Grübchen. Bleiben Sie eine Zeit in dieser Haltung und beobachten Sie den Atem der anderen Person, um auch beim Einatmen den Druck verstärken zu können. Selbstverständlich ersetzt das unter keinen Umständen zusätzliche therapeutische Hilfe.

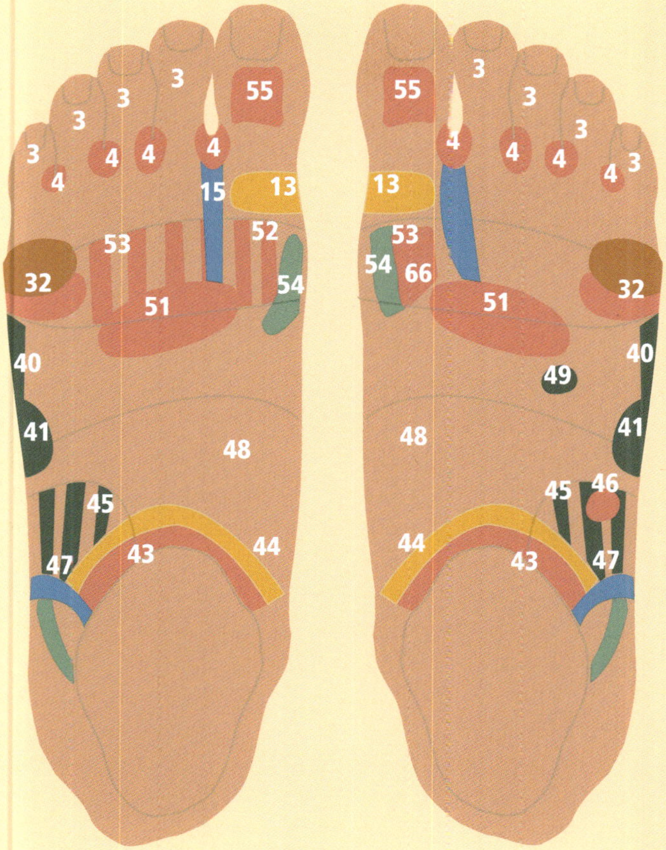

3 Stirnhöhle, Kieferhöhle, Zähne
4 Ohr, Tonsillen (Mandeln), seitliche Lymphstränge
13 Schilddrüse, Hals
15 Luft- und Speiseröhre, Bronchien
32 Lymphknoten
40 Oberarm
41 Ellbogen
43 Lymphknoten, Leiste
44 Leistenkanal, Eileiter
45 Beckenbereich, Unterbauch
46 Appendix (Wurmfortsatz)
47 Hüftgelenk
48 Bauchdecke
49 Gallenblase
51 Brustdrüsen
52 Schultergelenk
53 Herz (Bezugszone)
54 Brustbein
55 Nasen-, Rachenraum, Mundhöhle
66 Thymusdrüse

Außenseite linker Fuß

Außenseite rechter Fuß

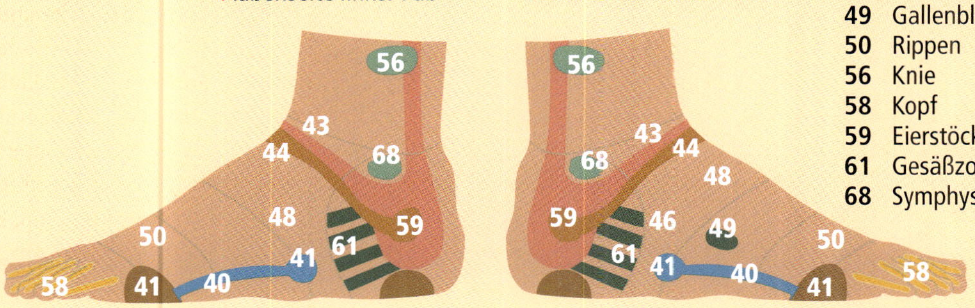

40 Oberarm
41 Ellbogen
43 Lymphknoten, Leiste
44 Leistenkanal, Eileiter
46 Appendix (Wurmfortsatz)
48 Bauchdecke
49 Gallenblase
50 Rippen
56 Knie
58 Kopf
59 Eierstöcke, Hoden (Bezugszone)
61 Gesäßzone
68 Symphyse

Innenseite rechter Fuß

Innenseite linker Fuß

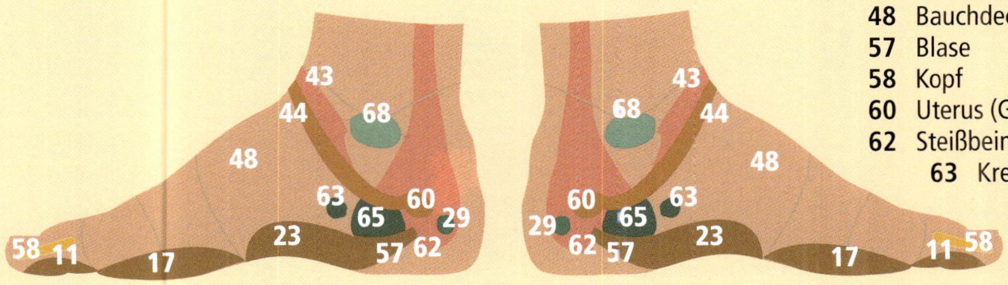

11 Halswirbelsäule
17 Brustwirbelsäule
23 Lendenwirbelsäule
29 Mastdarm, After
43 Lymphknoten, Leiste
44 Leistenkanal, Eileiter
48 Bauchdecke
57 Blase
58 Kopf
60 Uterus (Gebärmutter), Prostata, Hoden
62 Steißbein
63 Kreuzbein-, Darmbeinfuge
65 Männliche und weibliche Genitalien
68 Symphyse

Handreflexzonenmassage

Genau wie an den Füßen gibt es auch an den Händen Reflexzonen, also eine Art verkleinerte Abbildung des Körpers. Hand- und Fußskelett ähneln sich, so ist die Aufteilung in zehn Längszonen hier durch die Finger gegeben. Die Querzonen lassen sich aufgrund der Länge der Finger dagegen nicht so leicht auf die Hand übertragen. Der Handrücken entspricht dem Fußrücken, die Handfläche der Fußsohle, die Finger den Zehen.
Da die Hände in der Regel kleiner sind als die Füße, ist eine Unterscheidung der einzelnen Zonen noch schwieriger. Hinzu kommt, dass die Hände wesentlich weniger druckempfindlich sind als die Füße. Es dauert also etwas länger, bis Sie spüren, welche Bereiche verspannt oder energetisch blockiert sind. Im Gehirn nimmt die Nervenversorgung der Hände einen sehr großen Raum ein, was ihre Bedeutung unterstreicht. Auch die Hände selbst sind von einem sehr dichten Netz von Nervenbahnen durchzogen. Das führt zu einer ausgeprägten Sensibilität, z. B. im Bereich der Fingerkuppen. In der indischen Chakra-Lehre finden wir in den Handflächen wichtige Neben-Chakras und damit eine starke Konzentration von Energie. Es lohnt sich also durchaus, sich mit den eigenen Händen intensiv zu beschäftigen.

Überall durchführbar

Obwohl die Kenntnis über die Handreflexzonen weit weniger therapeutisch genutzt wird als die der Fußreflexzonen, ist die Beschäftigung damit hilfreich. Denn an den Händen können jederzeit die entsprechenden Zonen behandelt werden – vorausgesetzt man weiß, wo diese angesiedelt sind. Die Handreflexzonenmassage, deren Wirkungsweise der Behandlung über die Füße entspricht, kann entweder vorbeugend oder als Ergänzung zu jeder anderen Therapie durchgeführt werden. Sie eignet sich besonders dann, wenn die Fußreflexzonenmassage aufgrund akuter Probleme (z. B. Hauterkrankung an den Füßen) nicht durchgeführt werden kann. Die Massagegriffe sind grundsätzlich die gleichen wie bei der Fußreflexzonenmassage.
Auch hier gilt: Es ist entspannender und wohltuender, sich massieren zu lassen, als sich selbst zu behandeln.

Was Sie selbst tun können

Machen Sie es sich zur Gewohnheit, sich einmal täglich mit Ihren Händen zu beschäftigen.
Die menschliche Hand ist das größte Wunderwerk. Versuchen Sie, Ihre Energie in den Händen zu spüren, und beginnen Sie damit, die Hände und jeden einzelnen Finger sanft auszustreichen.

Die Vorbereitung

Die folgende Übung kann als Einstimmung und als Vorbereitung zu einer Handreflexzonenmassage dienen. Reiben Sie die Handflächen schnell und intensiv aneinander. Halten Sie dann beide Handflächen in einem Abstand von ca. 30 Zentimetern gegenüber und versuchen Sie, die Energie zu spüren, die zwischen den beiden Händen fließt. Variieren Sie jetzt den Abstand, gehen Sie näher zusammen oder weiter auseinander und versuchen Sie, die energetischen Unterschiede wahrzunehmen.
Schauen Sie sich die abgebildete Tabelle genau an und wählen Sie bestimmte Bereiche, mit denen Sie sich beschäftigen möchten. Massieren Sie diese Bereiche einige Minuten lang mit einem leichten Druck in Richtung Handwurzel.

Für die Wirbelsäule

Lockern und entspannen Sie möglichst oft den Wirbelsäulenbereich, der ja vor allem bedingt durch unsere einseitige Lebensweise bei vielen Menschen besonders strapaziert ist.
Die Reflexzonen der Wirbelsäule sitzen auf der äußeren Daumenseite, verlaufen vom ersten Gelenk bis zur Handwurzel. Der Bereich der Halswirbelsäule reicht vom ersten bis zum zweiten Daumengelenk, die Brustwirbelsäule vom zweiten Gelenk bis zum Daumengrundgelenk, und die Lendenwirbelsäule liegt bei der Handwurzel. Da die Wirbelsäule die Mittelachse ist, finden wir sie auf beide Daumen projiziert.
Massieren Sie diesen Bereich, vom ersten Gelenk ausgehend bis zur Handwurzel, an beiden Händen täglich 15- bis 20-mal. Auf diese Weise können Sie nicht nur Verspannungen vorbeugen, sondern sie auch immer wieder lösen.

Für die Lymphe

Ähnlich wichtig ist eine Harmonisierung des Lymphflusses. Die oberen Lymphwege befinden sich in den Fingerzwischenräumen beider Hände (etwa dort, wo bei Wassertieren die Schwimmhäute liegen). Beginnen Sie an der rechten Hand mit der Falte zwischen Daumen und Zeigefinger. Fassen Sie die Hautfalte mit festem Griff und ziehen Sie sie dann langsam nach außen. Wiederholen Sie diesen Griff einige Male und behandeln Sie dann die linke Hand.

Für die Verdauungsorgane

Zu einer weiteren Verbesserung des Wohlbefindens kann die Massage des Verdauungsbereiches führen. Die Zonen von Dünn- und Dickdarm befinden sich an den Handinnenseiten im Bereich der Mittelhandknochen; Leber, Magen und Gallenblase im oberen Bereich der Handfläche. Beginnen Sie wieder an der rechten Hand und massieren Sie unterhalb der Fingergelenke vom kleinen Finger bis zum Daumen und anschließend von der Mittelhand zu den Handwurzelknochen.
Sie werden feststellen, dass das nach einiger Zeit das Bewusstsein für Ihre Hände und für Ihren ganzen Körper verbessert. In jedem Fall werden Sie spüren, dass Sie selbst sehr viel für Ihr Wohlbefinden und damit für Ihre Gesundheit tun können.

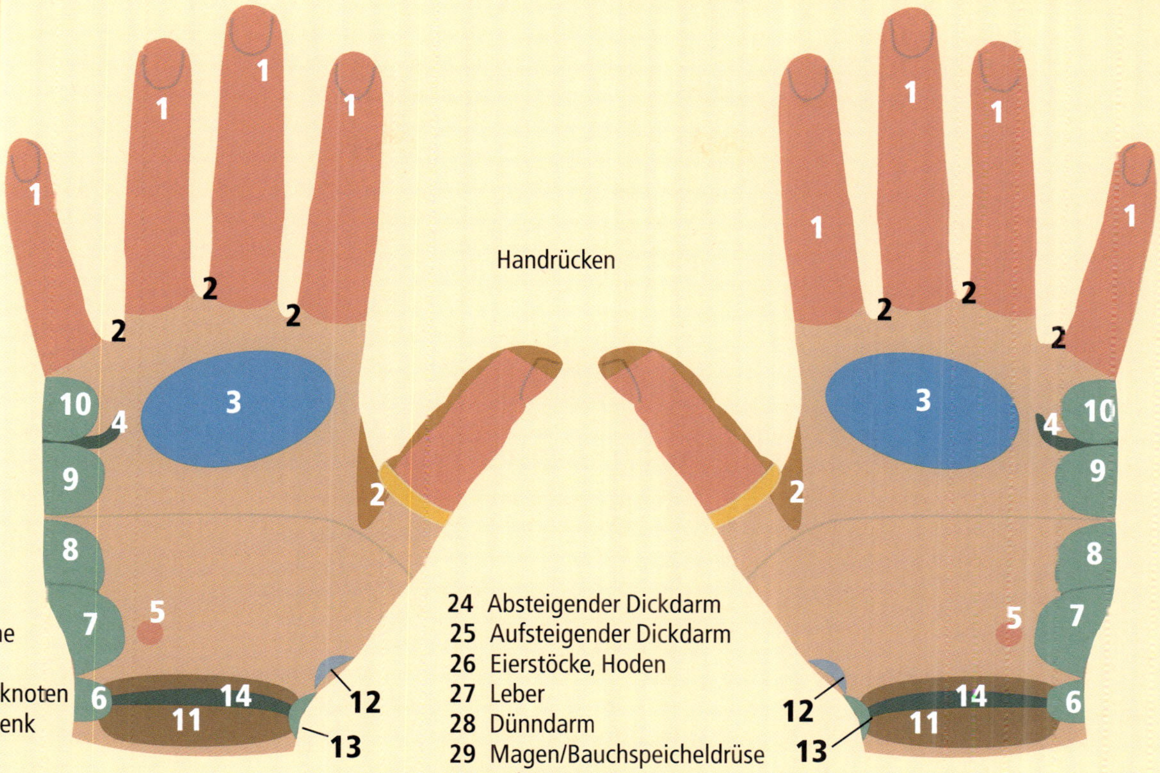

1 Zähne
2 Obere Lymphe
3 Brust
4 Achsellymphknoten
5 Ileosakralgelenk
6 Eierstöcke
7 Hüftgelenk
8 Knie
9 Arm
10 Schultergelenk
11 Leistenlymphe
12 Kreuzbein
13 Steißbein
14 Eileiter
15 Nasennebenhöhlen
16 Herz
17 Augen
18 Lymphe
19 Seite Kopf/Gehirn
20 Milz
21 Lunge
22 Ohren
23 Schulter
24 Absteigender Dickdarm
25 Aufsteigender Dickdarm
26 Eierstöcke, Hoden
27 Leber
28 Dünndarm
29 Magen/Bauchspeicheldrüse
30 Ischiasnerv
31 Mastdarm
32 Prostata
33 Harnblase
34 Schilddrüse
35 Nacken
36 Harnleiter
37 Sonnengeflecht
38 Hirnanhangsdrüse
39 Oberseite Kopf/Gehirn
40 Nebennieren

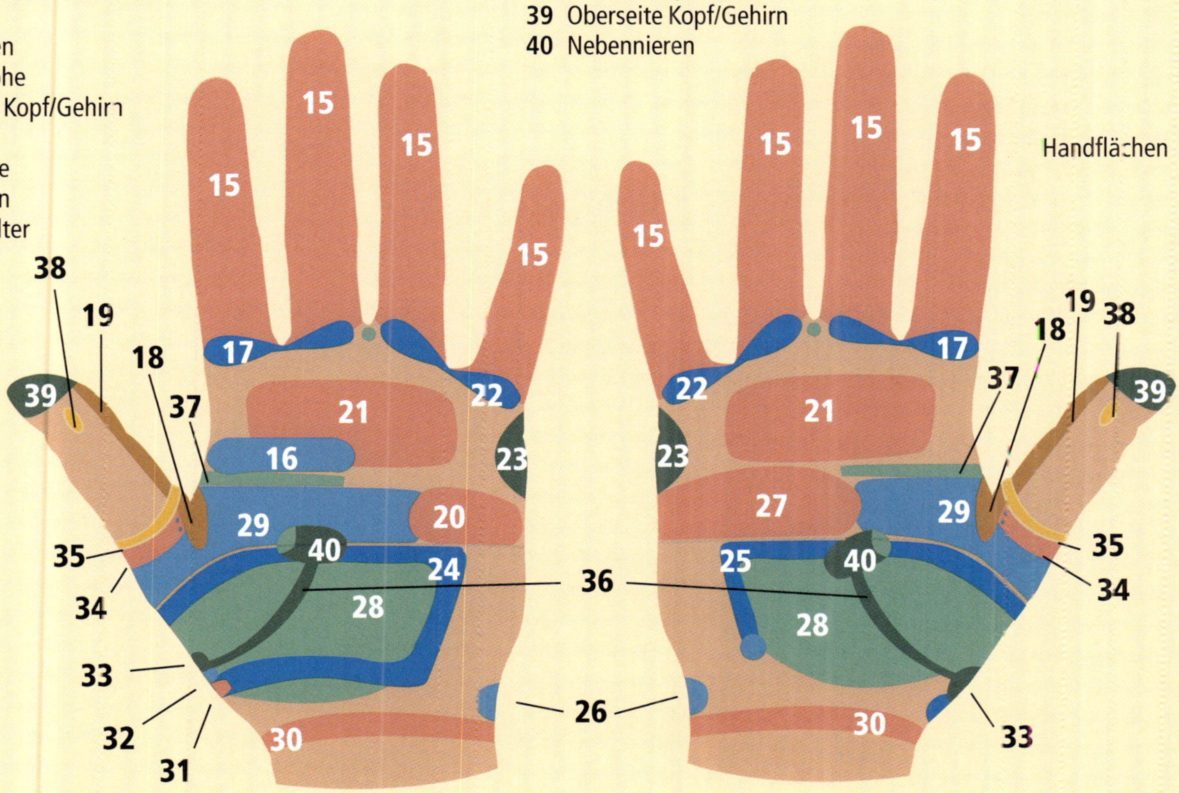

Die Wirbelsäulensegmente

Die Wirbelsäule

Die Wirbelsäule ist als »zentrale Achse« die Stütze des menschlichen Körpers. Sie erfüllt mehrere wichtige Funktionen:

- Stützfunktion
- Federung
- Schutzfunktion für das Rückenmark
- ermöglicht Bewegung (Beugung, Streckung, Drehung und Seitenbewegungen).

Die Wirbelsäule besteht aus 33 bis 34 Einzelwirbeln und wird in unterschiedliche Abschnitte unterteilt:

- Halswirbelsäule (HWS) mit 7 Wirbelkörpern
- Brustwirbelsäule (BWS) mit 12 Wirbelkörpern
- Lendenwirbelsäule (LWS) mit 5 Wirbelkörpern
- Kreuzwirbelsäule (Kreuzbein) mit 5 Wirbelkörpern
- Steißwirbelsäule (Steißbein) mit 4 bis 5 Wirbelkörpern.

Diese Aufteilung können Sie auch auf der Abbildung auf Seite 53 sehen.

Jeder Wirbel besteht aus Wirbelkörper und Wirbelbogen, aus einem Dornfortsatz, zwei Querfortsätzen und zwei oberen und unteren Gelenkfortsätzen. Bis zur Höhe des zweiten/dritten Lendenwirbels verläuft der Rückenmarkskanal. Er ist ähnlich wie die Wirbelsäule segmental gegliedert. Die 31 Rückenmarksnerven-Paare (Spinalnerven) verlassen diesen Wirbelkanal, in dem sich das Rückenmark befindet, durch kleine Öffnungen zwischen den Wirbeln. Sie verzweigen sich von da aus in alle Körpergewebe und Organe hinein. Dabei unterscheidet man afferente Fasern, die von der Peripherie zum Zentralnervensystem führen, und efferente Fasern, die vom Zentralnervensystem in die Peripherie führen. Die meisten Nerven bestehen aus gemischten Fasern. Mithilfe der afferenten Nervenfasern werden Signale von den Sinnesorganen, den Wärme-, Tast- und Bewegungsrezeptoren in der Haut, den Muskeln sowie den inneren Organen aufgenommen und ans Gehirn weitergeleitet. Mithilfe der efferenten Fasern werden motorische und sekretorische Impulse von dort an die ausführenden Organe wie z. B. an die Muskelzellen weitergegeben.

Die Bandscheiben

Die Bandscheiben liegen zwischen den einzelnen Wirbelkörpern. Sie bestehen aus einem Faserring und einem gallertartigen Kern und sind dafür zuständig, Stöße und Belastungen zu puffern und vor allem den Abstand zwischen den einzelnen Wirbelkörpern aufrechtzuerhalten. Nur so kann gewährleistet werden, dass die Spinalnerven in optimaler Form aus dem Rückenmarkskanal austreten können. Eine Verkleinerung des Zwischenraums durch eine schmaler gewordene Bandscheibe kann zu Nervenreizen und teilweise heftigen Schmerzen führen. Wird der Faserring brüchig oder rissig, kann der Kern heraustreten und die Bandscheibe seitwärts oder rückwärts verschieben. Man spricht dann von einem Bandscheibenvorfall. Zur Seite kann er zu heftigsten Schmerzen und/oder Unbeweglichkeit führen, in Richtung des Rückenmarkskanals kann es sogar zur Lähmungen kommen. Vorbeugen kann man einer solchen Problematik durch regelmäßige Stärkung der Bauch- und Rückenmuskulatur, durch ausreichende Bewegung und Flüssigkeitsversorgung sowie durch gesunde Ernährung mit Vital- und Mineralstoffen.

Schäden an der Wirbelsäule und ihre Folgen

Die Ursachen für Schädigungen der Wirbelsäule können vielfältig sein, z. B. angeborene Fehlstellungen der Wirbel, Verschiebungen im Becken- und Wirbelbereich durch Unfälle oder Fehlhaltungen und dadurch bedingter Fehlbelastung. Zu den Problemen, die bereits in früher Kindheit auftreten können, gehört z. B. die Skoliose, eine Seitwärtsverschiebung der Wirbelsäule. Als Folge davon kommt es zu einer starken einseitigen Muskelspannung, die zu Schmerzen im jeweiligen Wirbelsäulensegment führt. Eine weitere Ursache für Rückenprobleme können Fehlstellungen der Füße und Knie und dadurch bedingte einseitige Belastung sein. Weitere Gründe sind u. a. mangelnde Bewegung, falsche Ernährung (Übersäuerung), zu wenig Flüssigkeit, Übergewicht oder mangelnde Versorgung mit Mineralien.

Als Folgen solcher Schädigungen treten im Bereich der mit der Wirbelsäule verbundenen Muskulatur schmerzhafte Verspannungen auf, z. B. in Form von Kopfschmerzen, Migräne, Ischiasbeschwerden, etc. Auch organische Beschwerden sind häufig mit Wirbelsäulenproblemen verbunden (z. B. Herzbeschwerden oder Magenschmerzen). Im Rahmen einer ganzheitlichen Therapie ist es deshalb in jedem Fall erforderlich, die Verbindung der einzelnen Rückenmarksegmente mit den Organen und Körpergeweben zu berücksichtigen. So wird oft erst ein Therapieerfolg erreicht, wenn entsprechend Blockaden in der Wirbelsäule aufgelöst sind. Beachten Sie dazu auch die nachfolgende Beschreibung der Dermatome.

Die Abbildung (rechts) zeigt die Zuständigkeitsbereiche der einzelnen Wirbel bzw. der damit verbunden Rückenmarksnerven.

Was Sie selbst tun können

Bewegung

Vermeiden Sie einseitige Haltungen und Bewegungen, Sie sollten weder zu lange stehen, sitzen noch liegen. Wenn Sie dennoch dazu gezwungen sind, machen Sie anschließend Ausgleichsübungen. Gewöhnen Sie sich an, sich bereits vor dem Aufstehen im Bett ausgiebig zu strecken. Stellen Sie sich vor, wie Sie die einzelnen Wirbel auseinanderdehnen und Sie Raum schaffen für

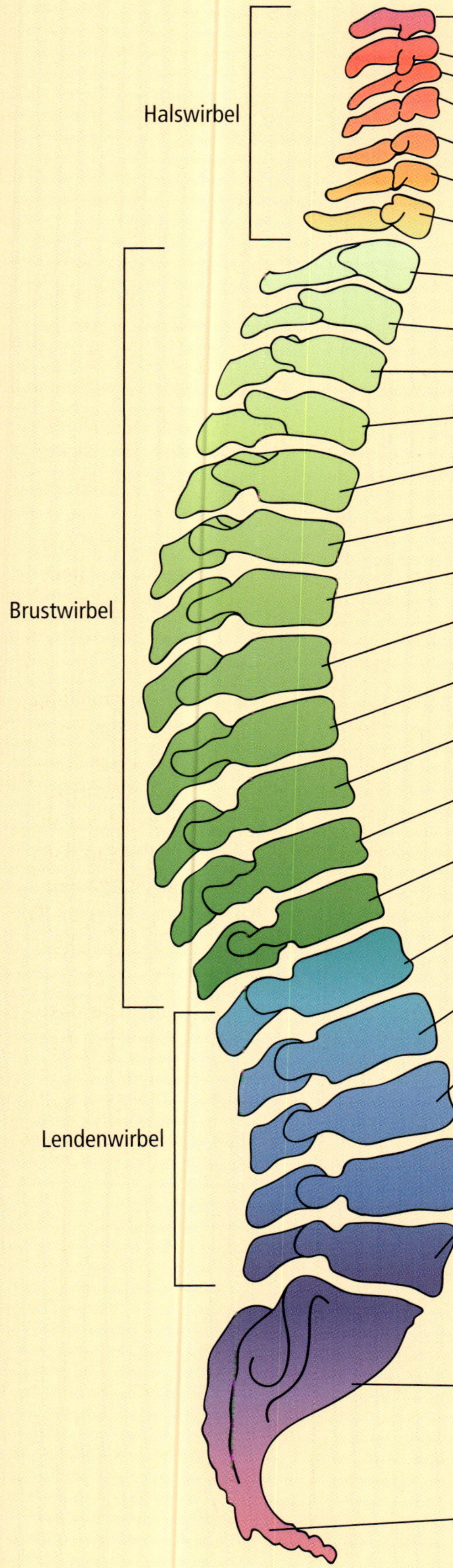

Segment	Zuständigkeitsbereich
Hw 1	Blutversorgung im Kopf, Zirbeldrüsenregion, Kopfhaut, Gesichtsknochen, Hirn, inneres und mittleres Ohr, sympathisches Nervensystem
Hw 2	Augen, optische Nerven, Zunge, Stirn, Hörnerv, Stirnhöhlen,
Hw 3	Wangen, äußeres Ohr, Gesichtsknochen, Zähne, Trigeminus
Hw 4	Nase, Lippe, Mund, Eustacho-Röhre
Hw 5	Stimmbänder, Halsdrüsen, Rachen
Hw 6	Nackenmuskeln, Schultern, Tonsillen
Hw 7	Thyroidea, Schleimbeutel in den Schultergelenken und Ellbogen
Bw 1	Arme abwärts der Ellbogen, Hände, Handgelenk, Finger, auch Ösophagus und Trachea
Bw 2	Herz, Coronararterien
Bw 3	Lunge, Bronchien, Pleura, Brust, Busen
Bw 4	Gallenblase
Bw 5	Leber, Solarplexus, Blut
Bw 6	Magen
Bw 7	Pankreas, Langenhans-Inseln, Duodenum
Bw 8	Milz, Zwerchfell
Bw 9	Nebennierendrüsen
Bw 10	Nieren
Bw 11	Nieren, Urethra
Bw 12	Dünndarm, Lymphzirkulation
Lw 1	Dickdarm
Lw 2	Blinddarm, Unterleib, Oberschenkel, Wurmfortsatz
Lw 3	Sexualorgane, Ovarien und Testikel, Uterus, Blase, Knie
Lw 4	Prostatadrüse, Muskeln am unteren Rücken, Ischiasnerv
Lw 5	Unterschenkel, Fußgelenke, Füße, Zehen
Sacrum	Hüftknochen, Gesäß
Steißbein	Rektum, Anus

die austretenden Nerven. Diese Dehnübungen sollten Sie nach dem Aufstehen ein paar Minuten fortführen. Strecken Sie beide Arme nach oben, dehnen Sie sich nach rechts und links und drehen Sie den Oberkörper zu beiden Seiten. Beugen Sie sich mit geradem Oberkörper nach vorne und lassen Sie sich dann locker nach unten aushängen. Entspannen Sie den Nacken und lassen Sie Spannungen im Kopf und im Gesicht bewusst los.

Achtsamkeit im Alltag

Nehmen Sie mehrmals am Tag wahr, wie Sie gerade stehen, welches Bein Sie belasten oder ob Sie eine Schulter anspannen etc. Spüren Sie nach, wie es sich für Sie anfühlt, verändern Sie dann die Haltung, bis Sie sich gut dabei fühlen.

Ernährung

Denken Sie daran, dass Ihr Körper und besonders Ihre Wirbelsäule genügend Wasser brauchen und eine gute ausgewogene Ernährung. Zucker entzieht den Knochen das wertvolle Kalzium, reduzieren Sie ihn möglichst auf ein Minimum.

Emotionale Stabilität

Viele Sprichworte aus dem Volksmund zeigen die enge Verbindung von Psyche und Wirbelsäule, z. B. »Mir ist jemand in den Rücken gefallen«, »Jemand oder etwas sitzt mir im Nacken«, »Das kann ich nicht mehr tragen«. Achten Sie darauf, dass Sie immer wieder emotionalen Ballast abwerfen, sich von Dingen oder Menschen befreien, die Sie herunterdrücken oder kleinhalten wollen. Bewahren Sie Ihre innere Aufrichtung, z. B. indem Sie eine aufrechte Haltung einnehmen. Ihr Körper ist Ihr Verbündeter, behandeln Sie ihn möglichst gut!

Wenn Sie jedoch ernsthafte gesundheitliche Probleme und Beschwerden haben, sollten Sie in jedem Fall therapeutische Hilfe in Anspruch nehmen.

Die Wirbelsäulensegmente in Bezug auf Störungen

Hw 1 Kopfschmerzen, Nervosität, Schlafstörungen, hoher Blutdruck, Migräne, Nervenanspannung, schlechtes Erinnerungsvermögen, Schwindel
Hw 2 Probleme mit Nebenhöhlen, Taubheit, Augenprobleme, Ohrgeräusche
Hw 3 Nervenschmerzen im Hals- und Nackenbereich, Akne
Hw 4 Häufige Katarrhe, Hörschwäche
Hw 5 Kehlkopfentzündung, Heiserkeit, Halsweh
Hw 6 Steifer Nacken, Schmerzen in den Oberarmen, Angina
Hw 7 Erkältung, Schilddrüsenstörung
Bw 1 Asthma, Husten, Atembeschwerden, Schmerzen in Unterarm und Hand
Bw 2 Funktionelle Herzbeschwerden und unklare Brustschmerzen
Bw 3 Bronchitis, Brustfellentzündung, Beeinträchtigung der Lungenfunktion
Bw 4 Gallenprobleme; Bereich, an dem häufig die Gürtelrose auftritt
Bw 5 Leberstörungen, niedriger Blutdruck, Blutarmut, mangelhafte Blutzirkulation
Bw 6 Magenstörungen, Verdauungsbeschwerden
Bw 7 Bauchspeicheldrüsen-Probleme, Magenschleimhautentzündungen, Magengeschwüre
Bw 8 Abwehrschwäche, Schluckauf
Bw 9 Allergien
Bw 10 Nierenstörungen, Arterienverhärtungen, chronische Müdigkeit
Bw 11 Hautprobleme aufgrund mangelnder Entgiftung, Wassereinlagerungen im gesamten Körper
Bw 12 Blähungen, Verdauungsprobleme, Lymphstauungen
Lw 1 Verstopfung, Dickdarmentzündungen, Durchfall
Lw 2 Blinddarmentzündung, Krämpfe, Krampfadern
Lw 3 Blasenstörung, Menstruationsprobleme, Bettnässen, Impotenz, Knieprobleme
Lw 4 Ischias, Lumbago, Rückenschmerzen
Lw 5 Zirkulationsstörungen in den Beinen, Beinkrämpfe, geschwollene Beine
Kreuzbein: Schmerzen in diesem Bereich
Steißbein: Hämorrhoiden, Schmerzen in diesem Bereich

Dermatome und ihre Bedeutung

Unter Dermatom versteht man einen Hautbereich, der den Zusammenhang zwischen den versorgenden Spinalnerven und dem entsprechenden Körperbereich zeigt. Jedes Wirbelsäulensegment hat zwei Spinalnerven, die eine feste Beziehung zu diesem Hautareal haben. Dabei kann ein Gebiet von einem Nerv versorgt werden oder von mehreren sich überlappenden.
Die 31 Spinalnerven-Paare, die in den jeweiligen Segmenten das Rückenmark durch die Foramen intervertrebrale (Zwischenwirbellöcher) verlassen, versorgen entsprechend ihrer Austrittshöhe aus dem Rückenmark bestimmte Körperabschnitte (Segmente):

Halswirbel (Hw) – Zervikalsegmente
Brustwirbel (Bw) –Thorakalsegmente
Lendenwirbel (Lw) – Lumbalsegmente
Kreuzbein – Sacrum
Steißbein – Cocygealsegmente.

Ausfälle oder Sensibilitätsstörungen in einem bestimmten Dermatom können auf eine Schädigung im Bereich der entsprechenden Nervenwurzel hinweisen, wie sie z. B. durch eine Wirbelblockade entstehen kann. Folge einer solchen Störung kann beispielsweise die verminderte Wahrnehmung von Schmerz, Temperatur, Berührung oder Druck in diesem Dermatom sein. Daraus können Hautschädigungen, schlechtere Hautdurchblutung oder eine verzögerte Wundheilung resultieren.
So kann z. B. eine Blockade in der Brustwirbelsäule zu einer Schmerzsymptomatik oder einer verminderten Hautsensibilität im Brust- und Armbereich führen, die den Symptomen eines Herzinfarkts ähneln. Schmerzen oder verminderte Schmerzempfindlichkeit der Haut im Bereich einzelner Finger oder Zehen weisen den Weg zum verursachenden Nerv bzw. zur der entsprechenden Problematik in der Wirbelsäule. Eine solche Schädigung der Wirbelsäule und der austretenden Nerven kann bis zu einem völligen Ausfall der Sensibilität im entsprechenden Dermatom führen.

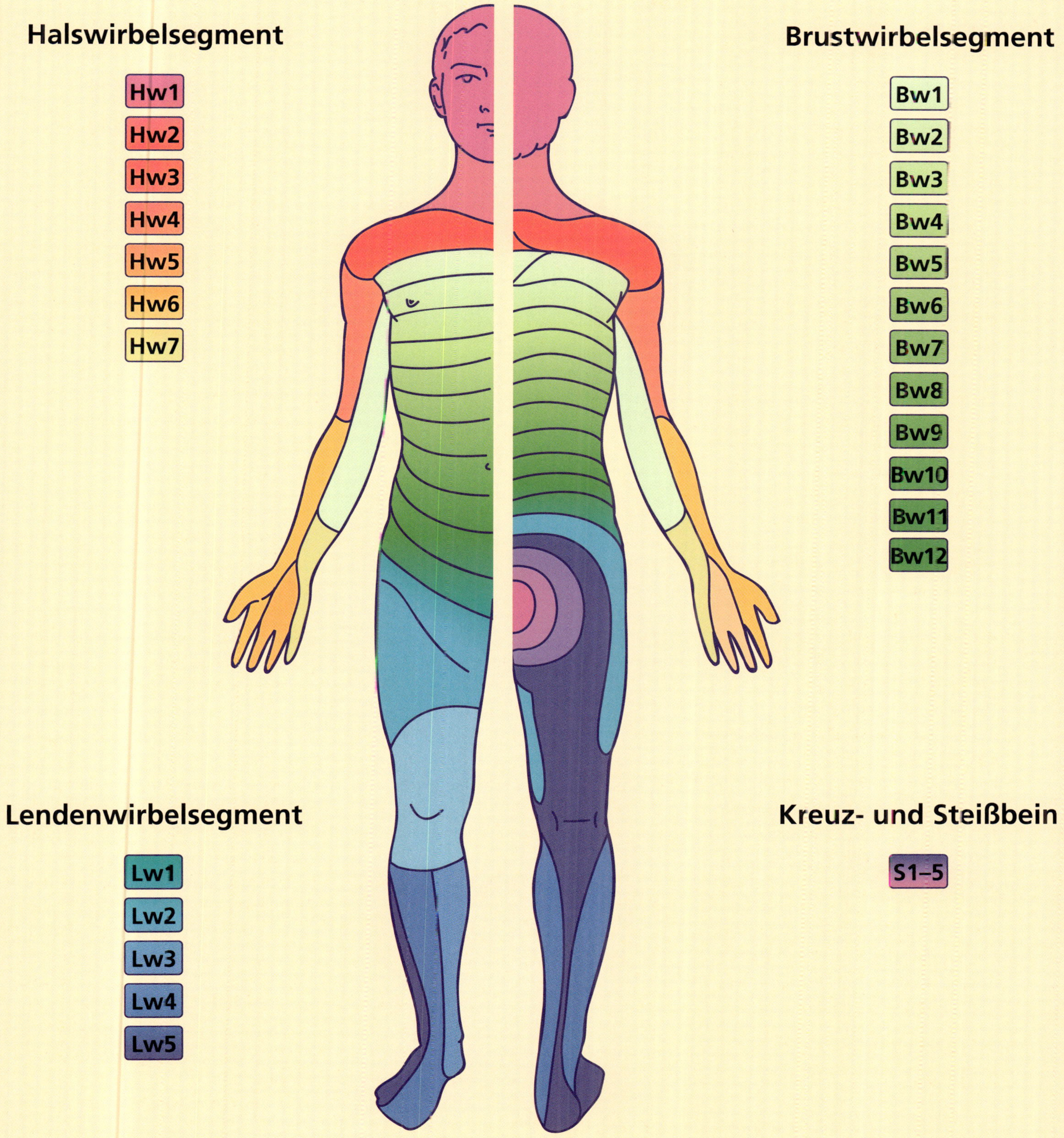
Halswirbelsegment
Hw1
Hw2
Hw3
Hw4
Hw5
Hw6
Hw7
Brustwirbelsegment
Bw1
Bw2
Bw3
Bw4
Bw5
Bw6
Bw7
Bw8
Bw9
Bw10
Bw11
Bw12
Lendenwirbelsegment
Lw1
Lw2
Lw3
Lw4
Lw5
Kreuz- und Steißbein
S1–5

Akupressur 10, 26, **34 ff.**
Akupunktur **6 ff.**, 26 ff., 34
Akupunkturpunkte 7, 27
Alarmpunkte 7, 23
Anregungspunkt → Tonisierungspunkt
Aurikulotherapie 26
Bandscheiben 52
Bandscheibenvorfall 52
Beruhigungspunkt → Sedativpunkt
Blase (Akupressurpunkte) 32
Blasenmeridian 7, 18, 30, 32, 36
Chakras 5, **38 ff.**
Chakra-Tiere 40 ff.
Cun (relatives Körpermaß) 7
Dermatome 54
Dickdarm (Akupressurpunkte) 32
Dickdarmmeridian 12, 36
Dienergefäß → Konzeptionsgefäß
Dreifacher Erwärmer (Akupressurpunkte) 36
Dreifacher-Erwärmer-Meridian 22
Drücken (Akupressurtechnik) 34
Dünndarm (Akupressurpunkte) 36
Dünndarmmeridian 16
Effleurage (Akupressurtechnik) 34
Elektroakupunktur (EAP) 10, 28, 34
Elemente 6, 8
Energieblockaden 5, 32
Entspannung 30, 34, 48
Ernährung 28, 32, 52, 54
Fitzgerald, Dr. William 46
Fünf-Elemente-Lehre **8**
Funktionskreise 10, **12 ff.**
Fuß-Chakras 44
Fußreflexzonen(-massage) 28, **46 ff.**
Gallenblase (Akupressurpunkte) 36
Gallenblasenmeridian 20
Gleditsch, Dr. Jochen 28
Gouverneurgefäß → Lenkergefäß
Hahnemann, Samuel 4
Hand-Chakras 45
Handreflexzonen(-massage) 50
Head, Dr. Henry 46
Heiltradition, chinesische (Schwerpunkte) 6
Herz (Akupressurpunkte) 36
Herz-Chakra (Anahata) 42 ff., 45
Herzmeridian 16
Herzrhythmus 6, 30, 44
Hippokrates 26
Holz (Element) 8
Homöopathie 4, 30, 34
Hormonsystem 4
Immunsystem 5, 28, 38, 42
Ingham, Eunice 46
Jahreszeiten 6, 8
Jahreszeitenzyklus/Pflanzensystem 8
Jing 10
Kehlkopf-Chakra (Visuddha) 44
Kent, James Taylor 4
Kinesiologie 28
Kontrollzyklus 8
Konzeptionsgefäß (Dienergefäß) 10, 22
Krebs 28
Kreislauf/Sexualität (Akupressurpunkte) 36
Kreislauf-Sexualität-Meridian 36
Lebensenergie 4, 6, 10, 28, 30, 34, s. a. Qi, Prana
Leber (Akupressurpunkte) 36
Lebermeridian 20, 30, 36
Lenkergefäß (Gouverneurgefäß) 10, 22, 36
Lunge (Akupressurpunkte) 36
Lungenmeridian 12, 36
Magen (Akupressurpunkte) 36
Magenmeridian 14
Mandel, Peter 28
Marquardt, Hanne 46
Meridiane 6 f., 8, **10 ff.**, 30
Milz/Pankreas (Akupressurpunkte) 36
Milz-Pankreas-Meridian 14
Nervensystem 7, 20, 22, 30, 34
Nieren (Akupressurpunkte) 36
Nierenmeridian 18
Nogier, Paul 26
Ohrakupunktur **26 f.**
Organuhr **30**
Paracelsus 4
Passage-(Luo-)Punkt 7
Pflanzen 4, 6, 8
Pflanzenzyklus 8
Prana 4, 6, 10, 38, 45
Psyche 4, 38, 42, 54
Psychoneuroimmunologie 38, 42
Punktieren (Akupressurtechnik) 34
Qi 4, 6 f., 10, 12, 16, 20, 22, 30, 32, 38
Qigong 5
Quellpunkt 7
Reflexzonentherapie 10, 46
Rückenübungen 32
Sakral- oder Sexual-Chakra (Svadhistana) 39, 42, 45
Scheitel- oder Kronen-Chakra (Sahasrata) 39 f., 42, 45
Schmerzreduzierung 34
Schocksituationen 4
Schwangerschaft 7, 26, 34, 36, 48
Sedativpunkt 7, 34
Sedierungszeiten 5
Selbstheilungskräfte aktivieren 4, 32, 34
Shen 10
Solarplexus-Chakra oder Hara (Manipura) 39, 42 f.
Sonnengeflecht (Solarplexus) 48
Stäbchentechnik (Akupressurtechnik) 26, 34
Stirn-Chakra oder Drittes Auge (Ajna) 39, 44
Stoffwechsel 4, 18, 34, 44
Tai Chi 5
Tao 6
Tattwa-Symbole 45
TCM (Traditionelle Chinesische Medizin) 4 f., **6 f.**
Tonisierungspunkt 7, 28, 34
Tonisierungszeiten 5
Überwältigungszyklus 8
Voll, Dr. (deutscher Arzt) 10, 28
Wirbelsäulensegmente 5, **52 ff.**
Wurzel- oder Basis-Chakra (Muladhara) 39 ff., 45
Xue 10
Yin und Yang 6 ff.
Zähne **28 f.**, 40
Zuordnung Elemente/Jahreszeiten 8
Zustimmungspunkte 7

Über die Autorin
Anna Elisabeth Röcker arbeitet in eigener Praxis als Heilpraktikerin, Musiktherapeutin und Yogalehrerin in München. Sie gibt Seminare zum Thema Heilung und Selbstheilung im In- und Ausland und ist Autorin mehrerer Lebenshilfe-Ratgeber.
www.annaroecker.de

Hinweis
Das vorliegende Buch ist sorgfältig erarbeitet worden. Dennoch erfolgen alle Angaben ohne Gewähr. Weder Autorin noch Verlag können für eventuelle Schäden, die aus den im Buch gemachten Hinweisen resultieren, eine Haftung übernehmen.

Bildnachweis
Bilderberg: 5 (Klaus Bossemeyer); Corbis: U1 (Zefa/Miles); Creativ Collection: 9 o.M. (ccvision); Getty Images: 2 (Chave/Jennings), 39 (Manuela Hoefer); iStockphoto: 9 o.l. (AleksandarGeorgiev), 9.o.r. (kelvinjay), 9 u.r. (selensergen); Shutterstock: 9 u.l. (EpicStockMedia)
Illustrationen: Bettina Kammerer, Roger Kausch; Illustrationen der Meridianübungen, Tattwa-Symbole: Bettina Kammerer

Adressen
- Internationale Gesellschaft für Ganzheitliche ZahnMedizin e. V. (GZM)
Geschäftsstelle Kloppenheimer Straße 10, 68239 Mannheim
www.gzm.org
- SMS Internationale Gesellschaft für Chinesische Medizin e. V.
Franz-Joseph-Str. 38, 80801 München
www.tcm.edu/aerztliche-schule

Literatur und Bezugsquellen
Stefanie Arend: Yin Yoga, Schirner Verlag, Darmstadt 2011
Jochen Gleditsch: TCM und Psychosomatik - DVD (Vortragsserie Dr. Gleditsch), AVRecording 2004
K. und B. Kiesewalter: Akupunktur Pocket; Börm Bruckmeier Verlag, Grünwald 2008
Sozialpädiatrisches Zentrum an der Asklepios Kinderklinik St. Augustin (ärztlicher Leiter: Dr. U. Kiwit): »Anatomische Grundlagen der Sensibilität – Dermatome« (Artikel)
Hochwertige Körperöle: Soluna, Donauwörth

Impressum
7. Auflage

Neumarkter Straße 28, 81673 München

Umschlaggestaltung: Geviert – Büro für Kommunikationsdesign, München

produktsicherheit@penguinrandomhouse.de
(Vorstehende Angaben sind zugleich Pflichtinformationen nach GPSR)

Druck und Bindung:
DZS Grafik Ljubljana

MIX
Papier | Fördert gute Waldnutzung
FSC® C106600

Penguin Random House Verlagsgruppe
FSC®N001967

Printed in Slovenia

ISBN: 978-3-424-15164-0

579081940510

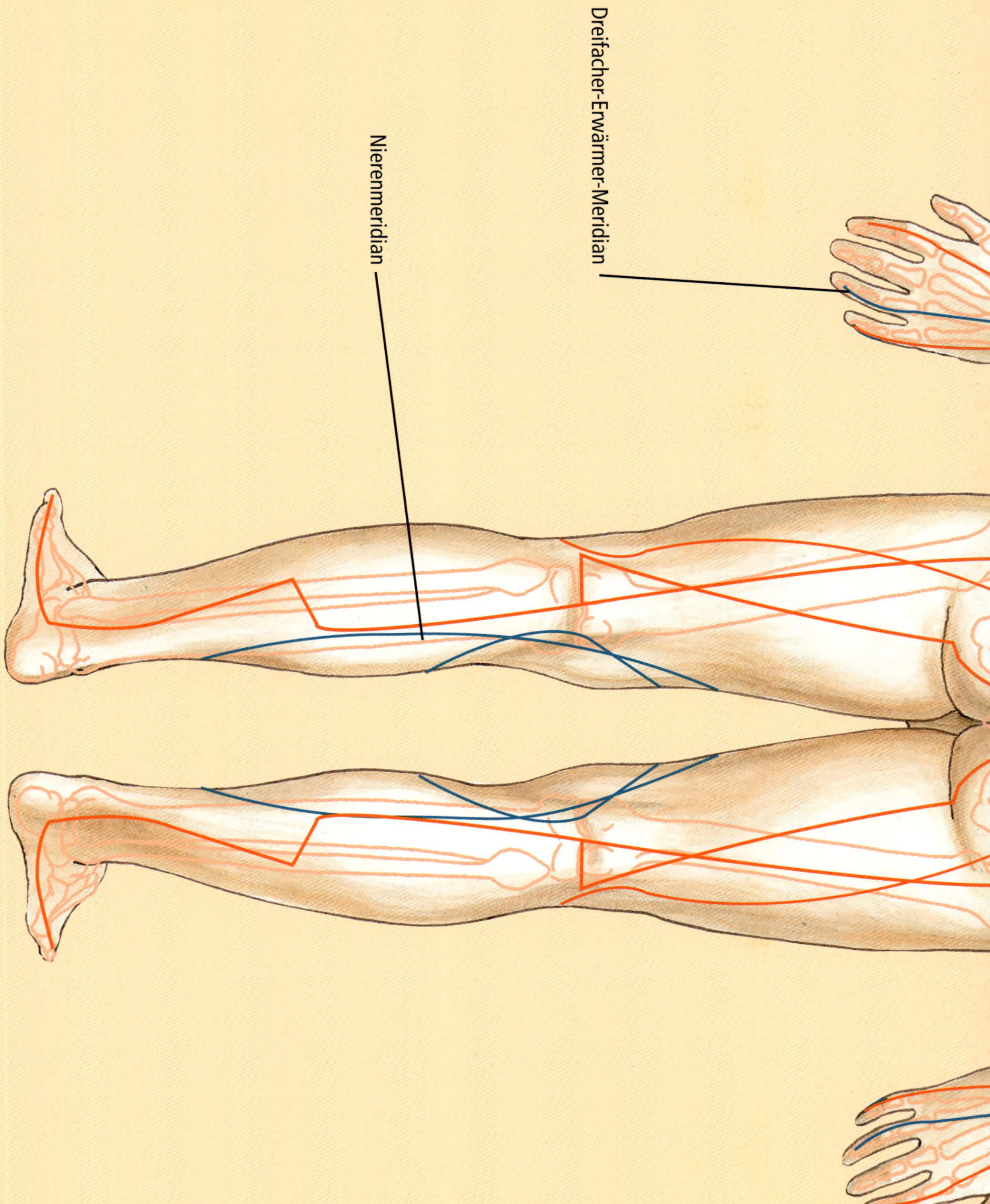

Meridiane im Überblick